医師の独立・開業に導く

家庭医療専門医のススメ

小宮山学
KOMIYAMA MANABU

幻冬舎MC

はじめに

地域に根づき、住民から頼りにされる医師になることは、独立・開業を考える医師にとって理想像の一つです。

しかし、なんとか資金を集めて最新の医療設備を整え、自分の得意とする専門診療科のクリニックを開業したものの、経営がうまくいかないケースがあとを絶ちません。

こうした開業後のクリニック経営に頭を抱える医師の多くは、地域における診療科選びの重要性を正しく理解していない場合がほとんどです。これまで医師としてのキャリアを積み重ね、自身のステップアップを目指す医師にとって、長年自分が専門としてきた診療科で開業したいと考えるのはある意味当然といえます。しかし、実際には診療科を選択する際には入念な準備が必要です。長く安定した経営を維持していくためには、市場需要や競合環境、地域特性などを詳細に検討したうえで競合が激しい診療科は避け、地域のなかで需要が高い診療科を確実に選択しなければ開業後の集患が厳しくなります。集患できなければ開業資金の返済が経営を圧迫する一因となり、廃業の危険性すら高まります。

私は日本プライマリ・ケア連合学会の研修を受け、家庭医療専門医（家庭医）の資格を取得したのち、２０１５年に家庭医療専門クリニックを開院しました。家庭医とは子どもから高齢者まですべての年齢を対象にした地域住民の健康のために働く総合診療医です。家庭医には予防医療や他疾患併存などはもちろん、各家庭の状況を的確につかむコミュニケーション力も必要とされます。

そんな家庭医である私が断言できるのは、独立・開業するにあたって家庭医はほかの専門診療科と比べて、安定的なクリニック経営を実現できるということです。家庭医は特定の診療科ではなく、患者の困りごと全般に対応し、地域に寄り添いながら確実に患者ニーズに応えることができるため、地域住民がいる限り集患で頭を抱えることはありません。また、大きく広告を出さずとも、地域住民同士の口コミを通じて毎日多くの患者がクリニックを訪れてくれるのです。実際に、私のクリニックでは開業初年に1日の患者数が54人と一般的なクリニックの平均患者数を超え、8年経った今では、1日の患者数が１３７人と倍以上に増え安定経営を実現しています。また、家庭医は病歴聴取と身体所見による臨床推論に重点をおいており、検査に依存した診療は行わないため、開業時に莫大な資金を投資して最新鋭の機器をそろえる必要もありません。

本書ではクリニック開業を成功に導く家庭医療専門医のメリットとその経営ノウハウを詳しく紹介します。地域に貢献するクリニックを実現するためには、まず経営を成り立たせることが大切です。そのうえで、家庭医であれば医療の質を高め、地域全体に好循環を生み出すことができるのです。地域住民のために尽くし、地域に根づき、長い間患者から頼りにされる先生になりたいと考えている医師にとって最良の選択と言えます。

本書を読んで、一人でも多くの医師が家庭医を目指し、地域住民が安心して暮らせる環境の実現につながればこれほどうれしいことはありません。

医師の独立・開業を成功に導く　家庭医療専門医のススメ　目次

［第3章］　クリニックの収益確保、患者のニーズに沿った診療、スタッフのマネジメント……

［ 第1章 ］

安易な専門科診療の選択が、クリニック経営を難しくする 開業前に慎重に考えておくべき診療科目

いざ開業して困った……患者のニーズに合わない専門診療科

超高齢社会に突入し医療ニーズが高まり続ける昨今、勤務医から独立し開業する医師が増えています。自身の技術を活かして患者一人ひとりにもっと寄り添いたい、開業してより自由に自分の考える医療を体現したい、勤務医以上に年収を上げたいなど、独立・開業していく医師の志はさまざまです。

しかし、いざクリニックを開業すると財政面、集客やオペレーション、人事課題に頭を悩まされ、経営難に陥り、やがて閉業に追い込まれる医師も少なくありません。帝国データバンクが公表している「医療機関の休廃業・解散動向調査」によると、２０２１年、医療機関（病院、歯科医院含む）の休廃業・解散数は過去最高水準を記録しました。そのなかでも多いのが、クリニックの休廃業と解散です。

クリニックを経営難に陥らせている原因として、まず診療報酬の減収が挙げられます。厚生労働省は、２０２２年度の診療報酬改定では、全体で0・94％のマイナス（令和４年度『診療報酬改定の概要』より）と、ここ5期連続で減収し続けていると発表しました。

加えて、新型コロナウイルスの流行により軽症者が受診を控えるなど、来院者数が減少していたことも挙げられます。厚生労働省保険局調査課で行われた「医科診療所の主たる診療科別の医療費等の状況」を見ると、新型コロナウイルス流行前の2019年から、コロナ禍であった2022年にかけて、診療報酬・受診延日数がどの医科診療所でも大幅な減少を見せていることが分かります。

またクリニック間の競争も、特に都市部で激化しています。現状、外来患者の約6割が受診する無床診療所は開設が都市部に偏っていることが示唆されています（厚生労働省『医療従事者の需給に関する検討会』資料1‐1より）。都市部ではすでにクリニックが飽和しつつあり、集患が難しくなっているのです。患者の数が増えているため、需要があるから大丈夫だろうという安易な考えのもと独立・開業すると、あっという間に埋もれてしまい、生き残れない時代に突入しています。世間では歯科クリニックの数はコンビニエンスストアの数より多いといわれていますが、クリニックの開業でも、競合が多く存在する場合、同じことをしていると埋もれてしまう恐れがあるのです。

では、競争の激しい都心部を避け、地方で独立・開業すれば良いかというと、そう単純でもありません。たとえ周囲に競合が少なかったとしても、自分が提供する医療と、地域住民のニーズが合わなければ、受診には結びつかないからです。特に、臓器別の得意分野や得意な疾患があり、それを売りにして地方で開業しようとする場合には注意が必要です。

総合病院では、臓器別の機能分化が明確になっており、消化器内科や循環器内科、整形外科、心臓血管外科、泌尿器科や皮膚科など、いくつもの専門科に細かく分かれています。そのため、総合病院の医師が診察する患者は、基本的に自分の専門分野に関わる患者たちだけです。例えば、お腹が痛い患者を消化器内科が診察してみたところ、実は帯状疱疹が原因かもしれないと分かれば、すぐに同じ院内で皮膚科に紹介します。しかし街でクリニックを開業した場合は自分の専門外と思った患者をすべて他院に紹介するというわけにはいきません。呼吸器内科を掲げるクリニックだった場合、呼吸苦で来院した患者の症状から呼吸器内科ではなく循環器科で診たほうが良いと判断がついたとしても、緊急性が高く、すぐ総合病院へ受け入れを依頼するという場合を除き、まずは自分で判断して初期治療にあたる必要があります。

また、街のクリニックに受診しに来る患者の多くは「なんとなく具合が悪い」「ちょっと熱っぽい」「どうも、お腹の調子が悪い」あるいは「何か息苦しい」など自分の不調の原因が分からず、とりあえず内科などでいったん診てもらおうと考え来院します。医療法人社団ＳＥＣが成人の男女２００人に行ったアンケートでも、体調を崩したときに受診する診療科目で最も多かったのが内科（１１５人）であるという結果が出ています。

大きなケガをして骨が折れているかもしれない、など明らかな理由がある患者の場合は別として、最初から自分が受診すべき臓器別の診療科を正しく選択できる患者はそう多くはありません。街のクリニックでは、病気の初期段階で診察することも多く、その時点では患者はもとより医師が診察しても原因が分からず臓器別の疾患分類ができないことも多々あります。総合病院へ紹介しようにも紹介先すら見当がつかず、重症でない場合はとりあえず何とか自分で診るしかないのです。

もし自分の専門外の臓器疾患であったり、自分の専門かそのほかの専門か原因がよく分からない患者が来院したりしたときに、病院で働いていたときに行っていたような「それは自分の専門外だからほかの科に」と安易に拒否していたら、あっという間に患者はクリニックから離れてしまいます。言葉で直接言わなくても、診療態度にそうした思いが出ていると、患者も敏感に察しますし、そのような医師の態度を見ている従業員も同様に患者に対して拒否的な対応をとるようになります。

また、最初からあまりに狭い領域の病気や臓器の問題を前面に打ち出してしまうと、ほかの病気に悩む人たちにとっては縁のないクリニックと思われてしまい、「あの先生は〇〇しか診てもらえないから、ほかのことで調子が悪いときに行っても相手にしてもらえない」などと誤解されかねません。ある先生は、自分のクリニック名に、専門とする病気の名前を入れて開業したのですが、開業してしばらくしたところで地域住民に「〇〇（病名）以外の病気も診察しています」というようなポスティングをしていました。おそらく専門とする病気の患者はそれなりに来院していたものの、全体数として見込んでいたほど集患ができなかったのだと思われます。まだ人口の多い都心部であれば、対象とする患者の病気や臓器を限定しても、それなりの集患は見込めます。しかし人口の少ない郊外や地方になればなるほど、間口を狭くすることは、自分の首を絞めることにもなりかねないのです。

そのような診療科や診療方針に関する地域とのミスマッチは、開業にあたって一般的に行われる診療圏調査などである程度は避けることはできます。例えば、住人の多くが高齢者の街に小児科を開業したりはしないはずです。しかしミスマッチの問題の本質は、何の診療科を開業するのかということに加えて、そもそもクリニックに求められる患者からのニーズが、病院とは大きく異なることなのです。そのニーズとは何か、ミスマッチの本質とは何なのかということを理解していなければ、クリニック経営に苦労することになってしまいます。

過剰な検査機器投資が経営の重荷に

ほかのクリニックと差別化を図るうえでいちばん分かりやすいのが、最新鋭の機器や設備を導入することです。ほかのクリニックにはない最新の設備があるという話題性や独自性が、集患を促してくれるのでは、と考える人は多いのではないかと思います。

しかし、この設備投資が経営圧迫の要因になることも多く、リスクと紙一重であることを十分に注意しなければなりません。

設備投資については診療科の種類や賃貸物件か否かなどによって異なりますが、一般的に高額な設備投資は、医療機器、電子カルテなどの情報ツール、建物及び付属設備の３つが挙げられます。

特に医療機器は、医師が勤務していた医療機関と同様の診療体制を整えようとすると、過剰な設備投資になりがちです。近年では、開業時にＣＴやＭＲＩを導入する医師も多くなりましたが、例えばＣＴをリースしたとして、安い機種でも月額50万円はリース料として掛かってきます。さらに機器を操作する技師を雇うとなると人件費も同時に掛かるため、集患ができなければ大きな痛手となります。

電子カルテは、新規開業時に導入する施設が大部分です。特に一般的に病院に導入されているような大手の業者の電子カルテは非常に高額です。さらに個別に改良を要望すれば、なおさら高額になります。

建物、及び付属設備については、自己所有なのか賃貸なのかによっても異なりますが、内装については、いずれにしても費用が掛かります。さらに備品として診察机、椅子や待合室のソファーなどさまざまな什器類も必要になります。

例えば街のクリニックにもかかわらずＭＲＩなどの大型検査設備を導入しているといえば、同業者である医師の間で話題になる可能性はあります。しかし、たとえそのような大型検査設備が導入されていても、患者からすればなんとなくすごいということだけの把握にとどまりかねません。設備面の充実を積極的に発信することは、ダイレクトに「そのクリニックを受診したい」という動機にはなかなか結びつきにくいのが現状です。検査機器の導入は集患が目的ではなく、より患者に寄り添った診療をするための、ひとつの手段にすぎないのです。

クリニック開業の典型的な失敗例というのが、こうした初期段階の過剰な設備投資によって、その後のリース代や負債の返却が重くのしかかり、首が回らなくなるというものです。

クリニックの医師は安易に大型検査設備を用いた過剰な検査に頼るのではなく、まずは、臨床推論に基づいた病歴聴取と身体診察をしっかりと行うべきです。そして診断を決定づけるために必要であれば簡易的な検査でそれを補います。さらにそれ以上の検査が必要であれば病院に依頼するという流れです。これは検査機器が今のように発達する前に、医師が当たり前に行っていた診断過程です。アメリカ医学教育の昔ながらの格言に「注意深い病歴聴取で８割の診断が得られる」というのがあります。症状や身体所見のそれぞれに検査機器と同様な感度や特異度があり、病歴聴取や身体診察のトレーニングをしっかり受けた医師は、その存在そのものがＣＴやＭＲＩを超える立派な〝検査機器〟となり得るのです。

ところが科学技術や検査機器の発達に伴い、いつの間にか最初からいきなり検査に回すようなことが多くなってきました。その理由は現状の医学教育において、まず検査から始めるようなトレーニングが、深く意図されずに行われているからです。指導医自らが患者と向き合って診察する前に、まず検査をオーダーし、結果が出てから診察するような場合もあります。

研修医としては当然「まずは検査結果が大事だ」と学習していきます。こうして教える側も教わる側も特に意図せず教育してしまうものをhidden curriculum、隠れたカリキュラムといいます。研修医時代からそのような習慣付けをされてしまうと、病院で勤務医になっても無意識のうちに検査偏重の診療習慣が続きます。そのため開業する際にも、検査機器を一通りそろえておかないと不安になる医師が多く、開業時から高額な機器を入れてしまい、余計な支出を払い続けてしまうようなことになるのです。高額な検査機器をいったん導入してしまうと、そう簡単に破棄やリース解約はできません。開業にあたっての検査機器の導入は、時間をかけてくれぐれも慎重に考えておくべき大きな問題です。

はやらないクリニックには良い人材も集まらない

クリニック運営において、看護師や事務員などのよい人材をどう確保するかは長期的な経営の安定という観点から見て非常に重要です。病院や診療所は、そのほか接客を伴うサービス業などと合わせて「労働集約型産業」に分類され、人の労働による業務比重が大きい産業です。莫大な設備投資が必要な通信や鉄道業界など「資本集約型産業」の産業と比べれば、病院や診療所は、まさに従業員の存在そのものが利益を生み出す大切な資産なのです。

特にクリニックでは、病院と比べても顔なじみの看護師や事務員がいるなど、患者との心理的距離も近く、従業員がどのように日々患者に対応するのかが患者の満足度に大きくつながります。私のクリニックを定期受診する患者のなかには、特定の看護師のファンもいて、採血はその看護師を指名し、何よりその看護師と採血時に交わす雑談を楽しみにしている人もいます。受付でも長年通っている人などは、受付職員と談笑しています。従業員の対応は患者のクリニックに対する印象を左右しますし、ひいてはそれがリピーターや、評判につながります。いくら医師が満足度の高い診察をしたとしても、電話対応から、待合室での対応、時には電話によるアフターフォローに至るまで、従業員全員の患者に対する接し方が良くないと、患者満足度の低下につながり最終的に集患にも影響が出てくるのです。

街のクリニックでは、例えば不妊治療専門のクリニックなど専門性が際立つ診療科などを除いて、従業員に高い医療知識や技術などは要求されません。その代わりに街のクリニックとしてとても大切なのが人柄です。人柄とは、性格、個性、普段の行動や言動、ソーシャルスキル、価値観、経験、教養などの総合的な特徴が、自然に表出されたものです。知識や技術は、働きながら養成することはできますが、人柄や態度というのはそれまで長年生きてきた過程そのものでもあるため、なかなかあとになって教育したり修正したりといったことが難しいのです。そして採用するにあたっても、履歴書や短時間の面接で評価することも困難です。

人柄を軽視するクリニックでは、逆の意味で従業員に態度教育をすることになります。診察室内で表面上はそつがない対応していたとしても、バックヤードで患者のことを罵倒しているような院長の姿を見かけたら、従業員からすればそのクリニックはトップにそうした価値観があるクリニックなのだと自然に学んでしまいます。それだけでなく「きっと自分についても、このように裏でいろいろ言われているだろう」と職場や上司への不信感につながりかねません。結果として従業員の満足度が下がり、職場環境や人間関係の悪化、最終的に離職にもつながっていきます。

離職は職場に混乱を生じ、辞めた職員の穴埋めのために新規雇用に対する金銭的・時間的コストがかかるという一時的なマイナスだけでなく、熟練度の高い職員を失うことによる中長期的に全体的な効率の低下にもつながります。こうした士気の職場では、当然、従業員が誠実な態度で患者に接することが少なくなってしまいます。何より医師自身が無意識に患者がネガティブに感じる態度をとっていることも多いため、集患にも結びかないという悪循環に陥ってしまうのです。これもhidden curriculumの一例といえます。

独立開業で大事なのは、財務の健全性と医療サービスの充実の両輪

クリニックを開業する医師の重要な経営課題の一つに、財務があります。開業する医師は経営者としての財務の経験がないことがほとんどですが、開業するうえでは経営者として財務を理解するために最も重要なデータである財務諸表を読む能力が必要となってきます。財務諸表は、一般的に決算書とも呼ばれ、事業年度ごとに組織の財政状態や経営成績をまとめた書類です。

財務諸表のなかでも貸借対照表・損益計算書・キャッシュフロー計算書は組織の経営成績を見る大切な指標として「財務三表」と呼ばれ、特に貸借対照表（Balance Sheet, BS）・損益計算書（Profit and Loss statement, PL）の2つについて、医療法人は都道府県への報告義務が、個人事業主も確定申告に添付する必要があります。貸借対照表と損益計算書の作成は通常、税理士に依頼しますが、基本的な読み方ができるかどうかが財務面での経営的な安定ができるかどうかの鍵となり、具体的な経営戦略を立てる基礎となるの

です。

また多くの新規開業医は、金融機関からの多額の借入をしますが、その際には必ず「事業計画書」を提出しないといけません。事業計画書は、事業内容や収入・収益の見込みを説明する書類で、まとまった資金を調達する際に必要となります。普通は開業の初月から黒字ということはめったにありません。赤字が続くと現預金が減り、その現預金がなくなり取引先への支払いや職員給与の支払いができなくなったら倒産してしまうのです。

損益決算書は「収入－支出＝収益」という、財務の素人にも分かりやすい指標ではあるので、これがプラスなら現預金がなくなることはないと思う人もいます。しかし「黒字倒産」という言葉があるように、損益決算書でプラスであっても、現預金がなくなり倒産することがあるのです。例えば診療報酬は損益決算書ではその月の収入として計上されますが、窓口以外の保険収入が現預金として実際に振り込まれるのは2カ月後です。開業をする多くの医師は、現預金の動きと損益決算書は一緒ではないという感覚に慣れるのにたいてい苦労します。

そのため事業計画書では、いつどれくらいで何人くらいの増患が見込まれ、どの時点で黒字化するという見込みと併せて、現預金はどう減っていつ頃から増加に転じる見込みといった「資金繰り表」も併せて作成し、事業計画を練る必要があります。そもそもそれが分からないと運転資金としていくら借りればよいのかの目途も立ちません。私も開業時に契約した金額では見込みの運転資金が不足していることがのちのち判明し、さらに追加で別契約して運転資金を調達した、という失敗経験があります。

実際には財務諸表を読めなくても税理士やコンサルタントに言われるがまま開業して3カ月後には1日30人くらいになりそう、と穴埋め問題のように事業計画書を作成することは可能です。しかし財務諸表の基本を知ったうえで診察する人数や単価が最終的にどのような収入や収益、現預金の動きにつながっているのかという構造を知っているのと知らないのでは、財務に対しての姿勢がまったく異なるのです。

私は雇われ院長として働いた経験があり、そのクリニックは開業から2年半以上赤字が続いており、次の職員のボーナスが払えないほど運転資金が枯渇していました。そこに後任の院長として赴任した私にまず期待されたのは、財務立て直し計画の立案です。実際にいつ頃までに患者数がどれだけ増え、財務がこれだけ改善する、といった計画を銀行に示し追加融資を引き出すのが最初の仕事でしたが、何とか無事に銀行から資金手当を受けることができました。資金手当の受領と同時に、計画どおりの集患ができるよう注力し、そのほか財務の健全化にも努めました。私自身も財務についての基礎知識は一通り身につけていましたが、実際に理事として財務諸表を読み込んだのはその病院での経営会議が初めてでした。

そこで気づいたのが、経営会議で議題となるのが単月度の損益計算書にとどまっていて、より長期的な視点が求められる貸借対照表があまり意識されていないという実態でした。貸借対照表とは、組織の資産、負債、純資産の状況を示す財務諸表の一つで、ある時点の組織の資産と負債のバランスを表したものです。貸借対照表を把握しておかないと資産状況が分からないため、事業の安全性や継続性を判断できなくなります。中長期的視点で組織運営を考えるためには、貸借対照表も確認しながら内部留保（最終的な利益の蓄え）をしっかりと確保し、少々の経営不振があってもびくともしない強靭な組織へとつくり変える必要があるのです。

開業予定あるいは開業してすぐの医師にとって、貸借対照表や損益計算書、固定費や変動費、損益分岐点などの用語も初めて聞いた、あるいは聞いた記憶はあるが、その意味を詳しくは知らないという人も多いと思います。また、そもそも経営分析などを考えるのは、病院では事務方の仕事と決めつけている人もいます。しかし、それではクリニックを黒字化し、その後も安定した経営を行っていくことはできません。

また、最低限の経営の知識があったとしても、自分のクリニックの経営の実情がよく分かっていない医師も存在します。堅実な経営を行うためには、年1回の決算のときだけ決算書を確認するのではなく、税理士の協力をあおいで毎月の経営会議を開き、毎月の決算書（月次報告）の確認をします。そうした会議を行ったとしても、確認するのは毎月度の損益決算書にとどまる例も多いのです。損益決算書は財務の素人にも分かりやすい指標ではあります。しかし、現在の預金や債務の状況、安定化の基本となる自己資本などの情報は貸借対照表にしかありません。経営の基礎体力というべき貸借対照表を理解できておらず、かつ安定した内部留保もないと、損益計算書で多少の収入や収益の減少や、一時的な赤字に一喜一憂してしまい正常な判断ができなくなります。

勤務医をしている限りは、財務諸表など見る機会はまずありません。しかし、開業するからには、病院では事務方が担ってくれていた業務であっても、経営判断については自分の責任でこなしていく必要があります。それができなければ、常に財務の不安に追われて、医療サービスを充実していくことも十分にできません。財務が健全であれば充実した医療サービスができるので、充実した医療サービスによってさらなる財務の健全化につながりますが、例えるならこれは車の両輪であって、どちらか片方だけに注力しても車は真っ直ぐ進むことができないのです。

［第2章］

少子高齢社会で急増する家庭医療のニーズ 地域医療のミスマッチを解消する家庭医療専門医とは？

待ったなしの２０２５年問題、高齢者医療の最前線

開業、すなわち起業するとなれば、長期的に継続する組織をつくることが前提となります。長期的に継続する組織をつくるには、少なくともむこう数十年間における、経営に関する社会構造の変化、疾病構造の変化、患者を含めた社会全体の価値観など、大きな外的環境の変化も踏まえておく必要があります。そしてすでに変化がきており、この先さらにその変化が進むことが明らかになっていることが、「２０２５年問題」に象徴される、少子高齢化とそれに伴う人口減少や日本の衰退期への突入です。

２０２５年問題とは、１９４７年から１９４９年までに生まれた、いわゆる「団塊の世代」の人たちがすべて後期高齢者となるために引き起こされる、さまざまな問題の総称です。第1次ベビーブームの時期に生まれた団塊の世代は、全国に約８００万人います。この人たちが75歳以上となると、日本の後期高齢者は、ざっと２２００万人弱にまで増えるのです。さらに２０３５年には総人口の33・４％、およそ３人に１人が高齢者となると推計されています（内閣府「平成27年版高齢社会白書」）。

その結果として、経済をはじめ日本社会全体に大きな影響が及びます。もちろん医療面においても、根本的な考え方において従来とは決定的な違いに直面させられます。その最たるものが多死社会です。

かつての医療では、とにかく患者を「一分一秒でも長く生きてもらう」が唯一無二の原則でした。可能な限り手を尽くして治療を施し、少しでも死を遠ざける、延命こそが患者にとって最大の幸せにほかならないという考えです。そんな暗黙の了解が、全医師の間で共有されていた時代がありました。

しかし超高齢社会すなわち多死社会では、その暗黙の了解が通用しなくなってきています。2021年の平均寿命は男性が81・47歳、女性が87・57歳に達しました（厚生労働省「令和3年簡易生命表の概況」）。病気で亡くなる人のほとんどが、一昔前なら「大往生」「天寿を全うした」と言われる年齢です。そのような社会で、病気を治療して死を避けることが、必ずしもすべての患者にとって幸せに直結するわけではなくなってきたのです。むしろ、死を迎えるまでの時間を、どのようにして本人らしく、QOL（Quality of Life：生活の質）を高いままに過ごすのかが、幸せを得るために重要と考えられるようになっています。人生の後半では医療に関わる人が多くなるため、医療に求める幸せが多様化しているといえます。

病気の治療や延命は、あくまで人生の幸せを得るための手段に過ぎません。感染症などが死因の中心だった時代は、治療や延命はほぼ幸せと同義であり、手段と目的が一致していました。しかし、生活習慣病による血管疾患、がん、そして認知症などと疾病構造が変化し多様化するなかで、必ずしも治療や延命が幸せにはつながらないという、手段と目的が乖離することが徐々に生じてきています。

こうした価値観の変化への対応が、医療側にも求められており、医療の主な担い手である医師は、社会構造の変化やそれが引き起こすさまざまな社会問題・ニーズの変化に対して、主体的に手段を変更していく必要があります。「病気を治して死を避けることが、必ずしも幸せとはならない」「病気の診断治療や延命は、目的ではなく一つの手段である」という価値観を受け入れ難いと感じる医師もいるかもしれませんが、多死社会は、世界でも日本が初めて直面している未知の状況だけに、当然経験の蓄積などもありません。この未知の状況に従来の臓器中心・疾患中心の医療のパラダイム（認識の枠組み）だけで対応するのは、限界があるのです。

厚生労働省では、こうした超高齢化・多死社会に向けたひとつの対策として、２０２５年を目途に「地域包括ケアシステム」の構築を目指しています。地域包括ケアシステムとは、多くの人が最期までずっと家にいられる地域をつくることです。介護が必要な状態になったとしても、住み慣れた地域で自分らしい生活を最期まで続けることができるように、地域内でお互い助け合う体制をつくり、それぞれの地域の実情に合わせて、医療・介護・予防・住まい・生活支援といった支援が一体となって提供されるしくみです。国が目指す新たな時代の国民の幸せの提示といえます。

ところが現状の医療は地域包括ケアシステムの実現に、まだまだ課題があります。日本では診療科を問わず患者が受診したいと思ったときに自由に受診先を選ぶことができる、いわゆるフリーアクセスが認められています。極端に言えば、風邪の症状でも大学病院を受診できてしまうのです。世界中を見渡しても、日本ほど患者が自由に医療機関を選べる国はありません。その影響もあって、地域包括ケアシステムを担う医療資源を適切に配分することがうまく進んでいない現状があるのです。

また、医療を提供する側の問題もあり、現状では診療科ごとの医師の数にも偏りが生じています。医療の全体適正を見据えるならば、各診療専門科に必要な医師の数が振り分けられるべきです。実際に世界の多くの国では、医師が選ぶ診療科の人員数については社会のニーズに合わせて決まっています。しかし、日本では基本的に医師個人の希望に従って自由に診療科が決められるため、診療科の医師偏在が生じてしまうのです。

例えば、地域包括ケアシステムでは自宅で最期を迎える体制づくりのため、在宅医の拡充が必須です。国は診療報酬などでインセンティブをかけて、何とか在宅医療を行う医療機関や医師を増やすよう誘導を心掛けているものの、診療内容や診療科を強制したり制限したりすることはできないため在宅医の十分な確保に至っていません。また医師が働く地域も自由に選択できるため、都市部に医師が集中してしまい地域偏在が生じています。これも医療過疎の地域格差を広げることとなり、地域包括ケアシステム実現のための資源の適正配分を妨げているのです。

もちろんこうした日本の医療に特有の問題については、国も把握していて対策をとっています。しかし、患者も医師も、制度上かなりの自由が保障されてしまっています。高齢化による社会構造の変化に対して、資源を適切に配分する必要がある、という理由は理解できても、すでに与えられてしまった自由や権利を奪われることには強い抵抗もあり、さまざまな利害関係者や団体の思惑もせめぎ合って、なかなかうまく進んでいません。

とはいえ、2025年はもう目の前に迫っていて、その対応は一刻を争う状態となっています。こうした背景から、今、ニーズが否応なく高まっているのが家庭医という存在なのです。

専門医としての家庭医

2025年問題に対応するため厚生労働省は、以前から地域で支える医療への転換を構想してきました。その過程で新たに注目されるようになったのが、初期診療と専門治療の役割分担を明確化するため、専門的に初期診療を行うプライマリ・ケアという機能です。

プライマリ・ケアは、患者の心身を総合的に診て、初期の段階で健康状態の把握や一時的な救急処置を行うこと、日常的に見られる病気や軽度の外傷の治療を行うこと、時に訪問診療などを行い、特殊な症例については専門医に紹介するなどの役割のことです。従来、このような役割を日本で支えてきたのが、いわゆる「かかりつけ医」と呼ばれる開業医でした。

日本ではかかりつけ医の多くは、一定期間、病院で何らかの臓器別の専門医を経験したのち、開業や継承というかたちで、ソロプラクティス（ひとり院長）で診療所を経営する開業医です。しかし臓器別専門医から直接開業医となるというキャリアパスが多いために、実際にプライマリ・ケア機能を担っていても、その機能に専門性やアイデンティティを見いだしにくいのです。

一方で、こうしたプライマリ・ケアを単なる機能としてだけではなく、ほかの専門医と同様に、一定のトレーニングを修め、試験など評価を経て専門医となり、その後も能力を研鑽し続け、そこに誇りやアイデンティティをもつひとつの専門領域が家庭医（家庭医療専門医）です。総合医（総合診療医）、プライマリ・ケア医、ジェネラリスト、GP（General Practitioner）、地域医療などいろいろな言い方もされています。

こうした家庭医養成の中心となる学会が「日本プライマリ・ケア連合学会」です。以前は日本プライマリ・ケア学会、日本家庭医療学会、日本総合診療医学会の3学会がありましたが、同じ総合性を目指す3学会が2010年に合併し、その後に学会としての専門医を養成することとなりました。

さらに2018年には、国が主導となり新専門医制度がスタートしました。従来の専門医制度は、各学会がそれぞれ独自の審査基準を設けており、専門医の取得難易度には大きな差がありました。新専門医制度では、国民に良質な医療を提供するため、国が主導ですべての専門医に一定の基準と難易度を設け、初期臨床研修を終えた医師は原則として内科や外科など19領域に及ぶ基本領域の専攻医となります。

この基本領域の一つとして、総合診療専門医という名称の専門医が新たに設立されました。それ以外の18の領域はいわゆる従来の専門医が担っていた領域ですが、そこに新たな基本領域として家庭医が組み入れられたのです。それだけ超高齢社会における地域医療の担い手として、家庭医に大きな期待が寄せられているともいえます。

一方、総合診療専門医は設立の過程で難易度が下げられてしまったことで、日本プライマリ・ケア連合学会は総合診療専門医だけでは質の高い家庭医を養成できないと考えました。そのため、より難易度が高い「新・家庭医療専門医」を学会主導の専門医として設立し、総合診療専門医と並行して新・家庭医療専門医を取得できるようになっています。

地域のかかりつけ医といえば「赤ひげ先生」を思い浮かべる人もいるかと思います。山本周五郎の小説『赤ひげ診療譚』に出てくる赤ひげ先生は、どんな病人をも快く受け入れ、貧乏な患者からはお金を取らない聖人君子のような存在でした。あらゆる病気に対応してくれる赤ひげ先生は、理想の医師の代名詞としても使われます。専門医としての家庭医の養成とは、医師個人の資質や努力だけによらず、適切な研修によって、一定レベルの現代版・赤ひげ先生を多く育てるシステムともいえるのです。

求められるコモンヘルスプロブレムへの対応

プライマリ・ケアを担う家庭医の重要な役割の一つが、日常的に見られる病気や軽度の外傷の治療を幅広く行うことです。内科・小児科疾患を中心として臓器によらず日常的に高頻度で発症する疾患や有病率の高い疾患（コモンディジーズ）に幅広く対応することが求められます。

例えば同じ外来のなかで、乳児から高齢者までの風邪を筆頭とする急性疾患、高血圧や糖尿病などの慢性疾患、診断後の睡眠時無呼吸症候群の持続陽圧呼吸療法（ＣＰＡＰ）の維持外来、簡単な縫合を伴う小さな外傷や感染性粉瘤の切開、足白癬（水虫）の鏡検での診断と治療、変形性膝関節症の関節内注射、軽度のうつ病や起立性調節障害などのメンタルヘルスなど、日常でよく見られる疾患を網羅的に扱います。

私が家庭医のトレーニングを受けたクリニックでは、家庭医としての産婦人科診療にもこだわっており、本院となる総合病院の産婦人科のサポートも得ながら、不正性器出血や帯下異常、妊娠確認など産婦人科領域におけるコモンディジーズや妊婦健診も外来のなかに混在して診療していました。

しかし、高齢社会の実態を踏まえるなら、コモンディジーズの診断治療を行うだけでは十分ではありません。例えば、高齢者を診察して疾患の対応は行ったうえで、独居のために地域での見守り体制が必要であったり、介護保険サービスの導入が必要であったりするなどと考えることがあります。そうしたとき、患者本人や家族の了承を得たうえで、その場で包括支援センター（地域の高齢者支援の総合相談窓口）に電話をして、必要な見守りサービスや介護保険の導入につなげることなどがあります。また介護保険サービスの導入にあたっても、単に主治医意見書（申請者の介護保険サービスの必要性について、主治医が医学的な意見を記載する書類）を書くだけではなく、ケアマネージャーと相談して、より具体的なサービス調整を相談することもあります。

対象となるのは高齢者だけではありません。乳児健診では基本的に子どもの診察をするのですが、マタニティーブルーや育児疲れで母親のメンタルヘルスが危険になっていることなどがあります。そんなときは、母親に了承をとってから地域の保健師に電話して、家庭訪問などの介入をお願いすることもあります。こうした介護や公的サポートとの橋渡しや、他職種と連携することも、地域の患者の健康を維持するために必須の役割です。

予防も大きなプライマリ・ケアの役割です。例えば高齢で○○病で通院する患者が、ある日、突然下血してしまったとします。急いで消化器内科で精密検査をしてもらうと、大腸がんですでにステージⅣの進行がんだったことが判明しました。患者からすれば、ずっと主治医と思って信頼していた先生に診てもらっていたのに、どうして大腸がんを見落としてしまったのかと不信感を強める可能性があります。しかし、○○病の専門医である先生からすれば自分は大腸がんの専門ではないのだから、がんを見つけられないのは仕方がないと考えてしまいます。こうしたケースでも、プライマリ・ケアの役割として、特定の病気を診るだけでなく、必要な検診もしっかり受けているか確認し、大腸がん検診を勧めていたならば、早期発見できていた可能性があります。

高齢者の肺炎球菌ワクチンや帯状疱疹ワクチン、乳幼児から小児期にかけての各種さまざまなワクチン、インフルエンザや新型コロナワクチンなど予防接種、禁煙外来や肥満の相談など生活習慣の改善の指導もプライマリ・ケアの大きな予防の役割です。

このように、コモンディジーズに対応するということにとどまらず、健康に関する環境調整や、本人が意識しない将来の健康まで見据えた、よくある健康問題（コモンヘルスプロブレム）全般に対応できる能力が、プライマリ・ケアの現場では必要となってくるのです。

コモンヘルスプロブレムは、複数の専門医ではなくひとりの家庭医がまとめて診るほうが、患者にとっての負担が少ないだけでなく、さまざまな問題の関係性を見据えて総合的に判断することもできます。

私たちのクリニックは訪問診療も行っているため、在宅看取りを見据えて、進行がんの在宅患者が紹介されることがよくあります。時にがんを診ていた診療科以外にも、高血圧や糖尿病などの生活習慣病で別の診療科にも通院しており、厳密な栄養管理や投薬のコントロールが続いたまま紹介されることなどがあります。

生活習慣病の主な治療の最終目的は、血圧や血糖値を下げることではなく、血管障害などによって引き起こされる心筋梗塞など、長期的視点から重篤な合併症に至ることを予防することにあります。予後が数カ月しか残されていない進行がんの患者に、長期的視点で栄養管理や薬物治療を厳密に行うことは意味がないどころか、食べる楽しみ＝生きる喜びを奪ってしまう、という害になることすらあります。

こうした患者にとって、血圧や血糖値など多少上がっても構わないので、口から食べられるうちに、おいしいものを好きなだけ食べてもらうことが彼らにとっての健康なのです。そのような判断や指導も、一人の医師が個々の患者のコモンヘルスプロブレムを総合的に判断するからこそできることです。

マルチモビディティに対応する家庭医

マルチモビディティ（multimorbidity：多疾患共存）とは2つ以上の慢性疾患を一人の患者が抱えていて、中心となる疾患を特定できない状態をいいます。高齢化や疾病構造の変化によって。マルチモビディティの患者は年々増加しており、実際に現場で高齢者の慢性疾患を診ている医師にとって、マルチモビディティでない高齢者のほうが、むしろ少ないと感じると思います。

マルチモビディティは単に複数の疾患があることだけが問題ではありません。多くの研究によって、死亡率の増加、ＱＯＬの低下、身体機能の低下、精神障害、入院などさまざまな健康リスクを増加させることが分かっています。また、ポリファーマシー（多剤併用）、服薬回数の増加、受診や検査頻度の増加など、患者側の負担も増大します。つまり「足し算」ではなく「掛け算」によってより大きな問題を生んでしまうのです。

やっかいなのが、複数の慢性疾患のそれぞれを疾患ガイドラインなどに基づいて適切な治療をしようとすればするほど、マルチモビディティによる弊害が進んでしまうことです。なかでもポリファーマシーは高齢者医療を行うどの現場でも直面している大きな問題です。

私が過去に経験したポリファーマシーの患者では、最高で30種類以上の薬を飲んでいた患者がいて驚愕したことがありました。このような状況では薬だけでお腹がいっぱいになってしまいます。特に総合病院における複数の診療科のみを受診している患者は、それぞれの慢性疾患を別の専門医が診察しています。専門医はそれぞれが最善を考えて処方しているのですが、お互いに処方している薬を確認しなかったり、そもそも多剤併用を問題としてとらえていなかったりする場合もあり、非常にポリファーマシーが生じやすい状況といえます。

薬剤師はすべての処方薬を確認するので、この歯止めになる期待はできます。しかし薬剤師ができるのは、例えば複数の科で同じような薬が重複して処方されていたり、相性の悪い薬（薬物相互作用）があったり、腎障害や糖尿病など特定の疾患があると投与できない薬が処方された場合などに、それを医師に指摘することまでです。各科の専門医が目的をもって処方している薬に対し「この患者はポリファーマシーとなっていて、先生の処方した○○の優先度は低いために、処方を取り下げてください」とは、よほど気骨ある薬剤師でないと言えないと思います。

そうした問題に対応できるのも家庭医の強みです。総合病院の複数の診療科から、まとめて地域の家庭医に紹介されてくるケースなどは、一人の家庭医の処方に一元化されるので、優先度を決めて薬を取捨選択しやすくなります。それでも、患者が非常に薬好きであったり、ずっと愛用していた薬を変えられることに抵抗感があったりする場合などは薬を減らすことに苦労します。そのような場合は、まず「本丸」は攻めずに患者との信頼関係を構築することを優先し、得られた信頼に応じて少しずつ患者と細かな交渉を行って薬を減らしていきます。

患者が自分以外の医療機関や診療科にも通院していて、ほかの医師の処方薬がある場合、大きな害があるなどの強い理由がない限り、勝手にその医師の処方薬を中止したり整理したりすることはなかなかできません。まずは「お薬手帳」ですべての内服薬を確認することだけでなく、その医療機関でどういった診療を行っているのか、紹介状がなければ、患者から直接確認したり、過去の検査データなどのあらゆる情報を得たりして、関わっている医療の全容を把握します。そのうえで、もし自分の処方の調整範囲で減薬できるものがあるならば行いますし、ほかの先生の処方薬でどうしても減らしたい薬があるならば、病診連携（病院と診療所の連携）・診診連携（診療所間の連携）として、電話や診療情報などで処方した医師とやりとりし、こちらの意図を先方に説明して、減薬をお願いする場合もあります。

いずれにしても疾患の診断と治療という認識の枠組みでの医療だけは、そもそも問題を認知することも、解決することも到底できるものではありません。マルチモビディティを筆頭に高齢化社会に伴うさまざまな問題は、この先数十年ほどで、医療という大きな枠組み全体やそれに伴う医師の役割の変化を余儀なくさせられるほどの変化となり得ることが予想されます。

複雑困難事例への対応

65歳の男性で糖尿病と高血圧の診断を受けた患者が近くの総合病院に通院していました。喫煙とアルコール依存もあり、通院も不定期で血糖や血圧のコントロールも不良でしたが、ある日左不全片麻痺で入院して脳梗塞と診断されました。入院中はスタッフに対して暴言を吐いたり、院内で喫煙をしたりするなど問題行動が見受けられたため、リハビリもそこそこに半ば強制退院に近い形で自宅に帰る方針となりました。家には90歳の母親と妻がいましたが、母親は認知症ですでに介護を受けています。妻は母親の主介護者でしたが、実は夫であるこの患者から長年DVを受けており、今回の入院を機会に家を出たいと考えていたのです。金銭的に患者本人も認知症の母親も施設の利用は困難です。以前から母親に対応していた訪問看護師に聞くと、家は狭くてごみ屋敷のように汚いとのことでした。この患者は麻痺により通院することも難しかったため、入院中の病院から、退院後に主治医になって訪問診療に入ってくれないだろうかと、在宅医に依頼の電話がありました。

地域医療に関わっていると、このような生物医学的疾患の問題だけでは解決しきれず、心理・社会・倫理的に複雑に絡み合った問題に関わることがあります。特に在宅医療の現場では、外来では見られなかった複雑に絡み合う問題にも対応しなければなりません。

このような事例を家庭医では「複雑困難事例」ととらえ、看護や介護職など複数の専門職の協力を得ながら話し合い、こうした問題を考えるためのフレームワークなども用いて他職種と問題を整理し共有しながら、少しでも現状より良いケア環境をつくることができないか模索します。

こうした問題にすっきりした解決策はありません。しかし複数の専門職と協力しながらケア環境の改善を繰り返していると、徐々に慣れそれなりに得意にもなってきます。熟練の家庭医となると、このように心理的にも社会的にも複雑な依頼が来たときに、これは大変だと思うと同時にやりがいを感じながら取り組めるようになってきます。熟練の外科医が困難な手術症例を前に、自然とアドレナリンが出るような場合に近いです。

高齢社会が進むと、医療面で医療依存度が高い人が自宅で過ごすようになります。緊急対応も必要な在宅ケアの需要が高まると同時に、こうした医療と切り離せない、心理的・社会的・倫理的に複雑に絡み合う問題と直面することが多くなります。多職種で解決しないといけないため、問題と向き合うには自院とは別の複数の事業所をまたいだ、チームマネジメントの能力も必要となってきます。

家庭医は研修を通してこうした複雑困難症例を扱う能力を養っていきますが、経営的側面からいえば開業後にこの能力は大きなアドバンテージとなります。まず複雑困難事例は敬遠されることが多いため、それを扱えるというだけで市場（医療はほぼ地域のローカル市場）での希少性はかなり高くなります。こうした複雑困難事例ばかり押し付けられるのではないか、という心配は杞憂です。大半の患者はそこまで複雑であることはなく、その希少性によって地域で名が通ることによって、多くの複雑ではない患者と、時に複雑な患者を依頼されるようになっていきます。もちろん地域に名が通っていない開業当初は、積極的にこうした複雑困難症例を扱うことによって、地域に名前を売ることもできます。

在宅医療の現場で働く多職種や行政職員は、こうした複雑困難症例と日々直面して本当に困っています。それぞれ解決できることはしていますが、どうしても医師という立場でないと解決できない問題もあります。地域が本当に困っている問題に対して、しっかりした研修や経験に基づいて、正面から解決にあたれることは、患者のみならず地域の同種業者から強い信頼を得ることができ、希少性も高めることができるのです。こうした地域からの信頼が、財務の数字には反映されませんが、クリニックの組織の価値を大きく高める資産となるのです。

家庭医だからこそ患者のＱＯＬ向上にフォーカスできる

私は過去にいろいろと医療についての定義を調べていたことがあります。権威ある組織や有名な個人などではないのですが、あるサイトに書いてあったこの定義が、家庭医にとてもマッチする定義ではないかと考えました。

「関わった時点からの患者のＱＯＬの積分を最大化するのが医療である」（ＱＯＬの基礎理論・清水哲郎）

私がこの定義に惹かれた理由は、何よりもＱＯＬを軸に据えている点にあります。ＱＯＬを軸にとらえたうえでＱＯＬの高さ×時間の、面積の最大化を目指すのです。

大切なのは、幸せの質と量の掛け合わせです。いくら生きている時間を引き延ばしたとしても、その時間の質が低い場合、本当に意味があるのかと立ち止まって考える必要があります。逆に生きている時間が少々短くなったとしても、質の高い時間を過ごせるのなら、私はそのほうが良いと考えます。

この考え方を抗がん剤治療に当てはめると、その意味がもっとよく分かります。そもそも抗がん剤治療とは「抗がん」という言葉が示すとおり、がんを完治させるのではなく、がん細胞の増殖などを抑えて、少しでも生きていられる時間を延ばすための治療です。

もとより医師には周知の事実ですが、抗がん剤による余命延長効果は決して大きいものではありません。平均すれば、抗がん剤を使わないのに比べて、余命が数カ月延ばせた、というレベルで何年も延びるというわけではないのです。ただ、人によって効果にばらつきがあり、なかには明らかに抗がん剤を使ったことで、余命が長くなって良い時間を過ごせたという人もいるので、患者は皆それに賭けているのだと思います。

一方で、抗がん剤による治療は一般的に患者のＱＯＬを著しく下げてしまいます。これをＱＯＬ×時間を最大化するという視点で考えたとき、どのような対応が望ましいのかについて考えるのです。

このためには、数カ月の延命効果を得るために何年にもわたってＱＯＬが低下した時間を過ごしてもらうほうが良いのか、それとも仮に延命効果が得られなくても、がん自体の症状が顕在化してくるまでの時間はＱＯＬが高い時間を過ごしてもらうほうが適切であるのかを考える必要があります。たとえＱＯＬ×時間の最大化を基準として考えたとしても、未来のことは分かりませんので、その人個人にとって本当に何が正解なのかということは推測できません。しかし、わずかでも命が延びる可能性があるなら、それに賭けようとフルベットするのではなく、QOLの最大化という観点からは、抗がん剤による治療を選択しないほうが、患者にとって大きなメリットを得られるケースもあるということと天秤にかけながら、患者と一緒に悩むという姿勢が大切なのです。

実際には家庭医が抗がん剤治療を選択するという状況におかれるケースはあまり考えられません。治療法の選択は、基本的にはがん治療を担当している専門医が行うからです。しかし、普段から定期的に関わっている患者ががんになり、かかりつけの主治医にも何らかの意見を求められる場合もあります。こうした患者の相談を受けるのも、家庭医の大切な役割です。こうして患者が参考にする意見は、正式なセカンドオピニオンではないですが、非公式ながら最も患者が信頼するセカンドオピニオンとなり得るのです。

実際に私自身も、抗がん剤治療をしている患者から相談を受けることがあります。そんなとき、もし「抗がん剤治療を受けると、かなりつらいと聞いています。先生だったら、どう思いますか。私も抗がん剤治療を受けるべきか」と聞かれたとします。ここで患者との関係性をしっかりと築いており、患者の健康観をしっかりと把握していれば、専門医の先生への配慮も行ったうえで答えられます。このような話をするときには、もちろんQOLの積分といったややこしい言葉は使いません。また、例えばもう明日から抗がん剤をスタートすることが決まっているような患者に、ちゃぶ台返しをするようなことも言いません。

こうしたアドバイスをできる理由は、その患者の状況や性格をよく把握しているからです。アドバイスを考える際に最も大切な基準とするべきは、長年の付き合いを通じて理解している患者の考え方や価値観です。そもそもこのようなパターンは、やるにしろやらないにしろ、自分なりに答えを決めていて、そのあと押しを医師に求めているという場合も多いのです。そうしたことも、長年接していると分かってきますので、家庭医である主治医の私は、そっと背中を押してあげるだけです。

最終的に抗がん剤治療を選択するかどうかは、治療を担当している医師と本人で決めますが、その前段階や抗がん剤が開始されたあとも、外来でしっかりと患者をサポートできるのも家庭医ならではの関わり方です。副作用のデータや症状に対して医療的な対応をするのは、抗がん剤治療をしている先生ですが、副作用でつらいという気持ちを受け止めるのは家庭医の役割でもあるのです。こうした家庭医ならではの関わり方が、多くの患者に受け入れられる結果につながるのです。

地域の患者が求めている医療を提供できる

開業する際に、まず考えるのがどこで開業するかです。専門医と比べて家庭医は対応できる疾患や年齢の幅が広いために、開業場所がそれほど制限される要素はありません。とはいえ、競合のクリニックが多い場所は避けたほうがよいですし、人口統計データから、開業を考えている地域の年齢別の人口数なども分かるため、そもそも患者数が少ない地域は避けたほうがよいでしょう。また、より地域に密着して開業したいと考えるならば、住宅地のほうが適切であるともいえます。新たに開業を考える場合には、こうした基本的な診療圏調査を最初に実施し、自分が開業したい地域にどのような患者層があるのかをある程度つかんでおく必要はあります。

家庭医の大きなメリットとして、どんなところでも開業できる点が挙げられます。都心のど真ん中であってもそこに住む人はいて、都心ならではの地域医療の問題などもたくさんあります。逆に家庭医ではなく専門性の高い診療科で開業しようとする場合、専門性が際立ってくればくるほど、駅前や都市部など人口密集地で開業しないと経営は成立しづらくなります。

実際、東京を考えれば分かりやすいのですが、都内には相当にニッチな専門性をアピールしているクリニックが多く存在しています。そのようなクリニックでは当然、対象とする患者数が限定されますが、経営的に成立するのは、大都市であれば人口そのものが多いからです。また、交通の便が良いので遠方から患者が来院する可能性もあります。そのためターゲットを絞り込んで集患を図ったほうが差別化できるため経営的に成立しやすくなるのです。

ところが地方都市だと、そのような展開は成立しません。専門性を訴求しても、それに当てはまる患者の絶対数がそもそも限られています。そのため地方であればあるほど、総合的に対応できる医者でなければ経営的に成立しにくくなります。

家庭医は地域のニーズがどのようなものであれ、自分がそのニーズに対して柔軟に合わせていくことができます。医師として自分が何を提供できるかと考えるのではなく、地域の医療ニーズが何であるのかを把握したうえで、そのニーズに医師が合わせていくのです。

もし地域にある特定のニーズが確実にあるとあらかじめ分かっていれば、開業時にそれに対応した検査機器を導入する選択肢も出てきます。実際に比較的都市部で開業している家庭医の先輩医師は、当初から内視鏡を導入していました。だからといって先輩は消化器内科をアピールしているわけではなく、家庭医として内科と小児科を標榜しています。開業前に同じ地域の総合病院で働いて、地域で内視鏡を提供できる診療所が少ない状況をつかんでいたのです。内視鏡を備えていれば、それがアピールとしても効果を発揮します。また、家庭医でありながら内視鏡も扱える医師であれば、より採算を取りやすくなります。まさに地域で求められている医療を提供できれば、長期にわたってお付き合いできる患者が増えるのです。

私は、超高齢社会の日本にとって家庭医が欠かせない存在だと考えています。そのため、たとえ家庭医の専門研修を受けなくとも、家庭医の考え方を理解したうえでプライマリ・ケアの現場に貢献する医師が一人でも増えてほしいと考えているのです。

家庭医に診療範囲外は存在しない

家庭医ならではの宿命ともいえるのが、来院患者に対して、自分の診療範囲外であるとの理由で、診察を拒絶できないことです。どのような患者が来ても、一度受け入れて話を聞く必要があります。その結果として、もし自分で対応できないと診断を下したら、最適な別の医師なり病院なりを紹介します。

このように、診療範囲を理由に患者を断らないという姿勢が、結果的に集患に結びつきますし、その患者が患者を呼ぶということにつながるのです。

最初に、集患につながるのは患者家族です。例えば、風邪で不調を訴えてきた子どもを診たとします。その際に保護者が「私も感染しているかもしれないから、ついでに診てもらえませんか」と聞いてきます。保護者からすれば、子どもを連れてくるときに自分も診てもらったほうが、手間が省けて助かるのです。

これが小児科の専門医であれば、ついでに診察するという先生はいますが、基本的に大人の患者を診たりしません。また、反対に内科の専門医が子どもの診察をためらうケースもあると考えられます。その点、家庭医なら子どもも大人も受け入れるといえる点が、患者にとって大きなメリットとなります。

家庭医にとって家族全体を診ることは非常に重要であり、患者本人だけでなく、患者の家族も診療の対象とする家族システム全体に視点を向けた、家族志向のケアは一つの得意領域です。こうした家族志向のケアを充実させる手法の一つとして「家族図」がありま す。家族図とは、患者家族の全体像や関係性を理解するためのツールです。家族図の作成プロセスを通じて、患者を深く理解できるようになると同時に、その家族に介入できるポイントなども見えてくるようになります。

例えば、糖尿病の患者でいくらアドバイスしてもなかなか体調をコントロールできない人がいたとします。そこで、なぜアドバイスどおりに動いてもらえないのかを考えるために、話を聞きながら家族図を描いてみました。すると、義母の介護に追われていることや、夫との関係も不仲であること、また子どもも受験期などであることから、自分の体調管理にまで手が回らなかったことが原因だと分かったのです。原因が明らかになれば、対処法も出てきます。この患者の場合であれば、親の介護をサポートしてくれるサービスを紹介すれば介護に関する負荷が下がります。時に、親の主治医となり、介護サービスの入り口となるということもあります。

このように、家族全体をサポートしていく結果につながりやすいのが家庭医であり、それがひいては地域全体のサポートにもつながっていきます。幅広いニーズに対応できれば、当然収益もついてくるというわけです。

専門研修プログラム

クリニック経営にも直結する、コモンヘルスプロブレムの対応、マルチモビディティ、複雑困難症例、家族全体のケアなどを得意とする家庭医がどのようなトレーニングを受けているのかを知れば、家庭医の社会における重要性がより詳しく分かります。

日本では、医師国家試験に合格し2年間の初期臨床研修を修めたのちは、より専門性の高い専門科研修を受けることが一般的です。２０１８年より国が主導した新専門医制度がスタートし、専攻医（後期研修医）はまず19の基本領域のいずれかを選択することになりました。その基本領域に「総合診療専門医」が新設されたものの、プライマリ・ケア連合学会は、より質の高い専門医の養成を目指した「新・家庭医療専門医」を設立し、2つの専門医を同時並行して取得できる体制を敷いています。

新・家庭医療専門医が修得するべきコンピテンシー（資質・能力）としては、以下の7つが挙げられています（日本プライマリ・ケア連合学会　研修目標より）。

1. 包括的統合アプローチ
2. 一般的な健康問題に対応する診療能力
3. 患者中心の医療・ケア
4. 連携重視のマネジメント
5. 地域包括ケアを含む地域志向アプローチ
6. 公益に資する職業規範
7. 多様な診療の場に対応する能力

抽象的な言葉で一見理解しづらいと感じる項目がありますが、プライマリ・ケアの機能として最も分かりやすいのは、「一般的な健康問題に対応する診療能力」だと思います。

家庭医の専攻医は研修期間中、少なくとも18カ月以上は地域の診療所か小規模の病院で研修を受けなければなりません。しかもその研修施設は、外来だけでなく緩和ケアを含む訪問診療を行っていることや、外来についても成人だけでなく、小児も一定割合以上診療できることが研修施設の要件となっています。そのため家庭医の専攻医による指導の下で、プライマリ・ケアの臨床現場の経験を積むことができ、まず診療内容として、コモンディジーズだけでなく、コモンヘルスプロブレム全般を扱うことを経験します。

指導医もいますので、患者にとっても安全な環境下で、小さな失敗も数多く経験することができます。また診療だけでなく、診療所や小病院がどのようなシステムで運営されているのか、他職種はどのような役割を担っているのかという運営のシステム面についても自然と環境から学ぶことができます。そのように実際の診療所で専攻医として働いた経験は、開業するにあたって大きなモデルケースとなるのです。

もし将来、内科や小児科を中心とした開業や継承を、将来のキャリアとして具体的に考えている医学生や初期研修医であれば、迷いなく家庭医を専門として専攻すべきだと私は伝えています。しかしすでに何らかの臓器別専門医として病院で働いていて開業を考えている医師や、開業しており何らかの経営のヒントを見つけようとしている医師の場合、あらためて家庭医の研修を受け直して専門医資格を取ることは、かなりハードルが高いことと思います。

開業準備であれば、開業前に数カ月から数年程度、実際に家庭医の先生が開業している診療所で、アルバイトや常勤として雇ってもらいながら、その診療スタイルを現場で学んでいくのが現実的で効果的と考えます。できれば開業予定と同じ地域の診療所で勤務すれば、家庭医の診療スタイルを学べるということだけでなく、その地域のニーズも把握できますし、その診療所で働くことを通して、開業地域の他職種や病院とも連携ができ、事前にその地域に顔を売ることができます。

地域に人気の診療所であれば忙しいため、一時的でも手伝ってくれる先生が来ることは歓迎されると思います。捕らぬ狸の皮算用ですが、手伝った診療所で診ていた患者を引き継いで診てよいとなれば、開業にあたってスタートアップの集患の弾みをつけるという期待もできます。

家庭医専門医というのは比較的新しい専門医であるため、昔から地域医療を担っている先生はむしろ専門医でなかったり、家庭医の専門教育を受けていない先生のほうが多かったりします。しかしプライマリ・ケア機能に専門性や誇りをもって自己研鑽しながら診療にあたっている先生は各地域に大勢います。そのような先生は、きっと患者にも評判であるはずですし、プライマリ・ケア医として地域医療をリードしています。そうした先生を開業予定地に見つけて短期間でも教えを受けることができれば、自分の診療と地域のニーズとのミスマッチを避けるという意味で、開業後のリスクを大幅に減少させることにもなります。

もしすでに専門医として開業しており、財務も含めて経営があまりうまくいっていないと感じている場合、いますぐにでもできるマインドセットがあります。それは、プライマリ・ケア医に「転職」することです。私が地域で懇意にしている、ある先輩開業医の先生は、病院では脳神経外科医として働いていたのですが、開業する際に内科を標榜しました。専門であった脳神経外科を併記して標榜すらしていない潔さです。その先生に理由を尋ねたところ「開業は転職だ」と答えました。自分の専門性と、地域のニーズは異なり、開業は地域のニーズに応えることが第一優先だということです。それほどのマインドセットが必要であることを端的に示すけだし名言だと思います。

私としては、さすがにその先生のように、実際に標榜を変える必要まではないと考えていますが、自分の専門科に「プライマリ・ケア」をつけた専門科に「転職」するとイメージをもっと良いと思います。整形外科であれば「プライマリ・ケア 整形外科」、眼科であれば「プライマリ・ケア 眼科」などです。もちろんそこには、整形外科や眼科の基本的な疾患であればすべて対応するという意味も含めますが、それ以上にまずは地域のニーズありきで、そこに自分が得意なことや好きなことを通して、そのニーズに応えるプライマリ・ケアの役割を専門とするという決意と意味が込められるのです。

ちなみに家庭医も総合診療医もプライマリ・ケア医も、現時点で標榜科として認められていません。したがって家庭医として開業しても、クリニックの看板で家庭医と示すことは現状できません。私も標榜は「内科・小児科」です。開業の成功が目的であるならば、プライマリ・ケアの機能がどのようなものであるかを理解して、可能ならば少しでも現場で経験し、開業後にその経験を体現することで、成功は近づいてくると思います。

新家庭医療専門医ポートフォリオを確認しよう

家庭医療専門医の取得には、専門医育成プログラムを修了したのちに、筆記試験と模擬患者を対象とした実地試験に合格する必要があります。また多くのほかの専門医は、資格の取得時に経験した症例のレポート（病歴要約）の提出を求められますが、家庭医療専門医では、その育成でとても重視されているものが「ポートフォリオ」の作成です。

ポートフォリオとは、金融業界では投資家の資産構成を、ビジネスシーンではデザイナーなどのクリエーター職が自分の実績をアピールする作品集などを指しますが、教育分野では学習者が学びを通じて得られた成果物をまとめたものをいいます。広くは「学習の成果やふりかえりの記録、指導者の評価の記録などを整理して蓄積されたもの」すべてのことです。例えば、外科医が執刀医として行った手術を自分でリストにまとめていたとしたら、それも一つのポートフォリオです。

なかでも「ショーケースポートフォリオ」とは自分のbest work（最良の仕事・成果）

を他人にも閲覧可能な状態にまとめたポートフォリオのことで、家庭医療専門医では7つのコンピテンシーに沿って、24項目もの領域のショーケースポートフォリオの提出が求められています。このポートフォリオの項目を見ると、家庭医は具体的にどのような専門性を意識してトレーニングを受けているのかがよく分かります。

このポートフォリオと、多くの専門医の取得で求められるレポート（病歴要約）とのいちばんの違いは、レポートは「○○の病気について、このような診断や治療を行い、結果がどうなった」という客観的な記述をまとめているものであるのに対し、ポートフォリオは、学習者本人の学習のプロセスや省察が記載されることが必須であり、各項目の能力が専門医レベルに達していることを示さなければいけないという点です。また、ポートフォリオを作成する過程自体が、教育ツールの一環となっており、症例を経験し終わってから、あとになって書くことができないものでもあります。

図1　各領域と学習目標

領域	学習目標
1. 未分化な健康問題	診断が付きにくい、診療方針が定まらないなどの不確実さを受け入れつつ、継続的に診断できる。
2. 予防医学と健康増進	患者に対して、予防医学や健康増進の観点から長期的視点で診療やケアを計画し、実施し、再評価できる。
3. 慢性疾患のケア	慢性疾患患者に対し、コミュニティや保険システムを考慮し、患者の自己管理能力や意思決定を支援しつつ診療ができる。
4. 多疾患併存	複数の疾患が絡み合った症例において、複数の専門医と連携をとり、適切にマネジメントできる。
5. 長期的な全人的関係に基づくケア	継続的な関係性の中に生じた何らかの変化を生かしてケアの最適化ができる。
6. 患者中心の医療	地域や家族などを含めて総合的に評価し、最善の方針につなげていく診療ができる。
7. 家族志向のケア	患者本人だけでなく家族システム全体に視点を向けた診療ができる。
8. 地域志向のプライマリ・ケア	コミュニティの集団がもつ特性と保健上の問題を明らかにし改善活動やその評価が実施できる。
9. 障害とリハビリテーション	国際生活機能分類（ICF）に基づいて患者像を評価し、リハビリテーションの目標や処方を行うとともに、介入の成否から評価や目標・処方の適切さを論じることができる。
10. 臨床における教育と指導	臨床現場での医療／福祉／介護専門職（各々の学生含む）への教育機会において、教育活動を計画、実施、評価し、継続的に改善できる。
11. EBM の実践	臨床症例に対し、標準的な手順により臨床疫学的なエビデンスを検索、吟味、適用し、臨床上の意思決定の最適化に利用できる。
12. チーム医療・ケアの調整や移行	多職種連携や地域医療連携チームに関する今後の改善点について議論できる。
13. システムに基づく診療	診療組織内のシステムの課題を分析し、持続的な改善方法の実施と評価ができる。
14. メンタルヘルス	診断基準を参照した診断、心理社会的な背景を踏まえた治療やマネジメント、症状や生活上の変化の評価を適切に行うことができる。

各領域と学習目標

領域	学習目標
15. 健康の社会的決定要因とアドボカシー及びアクセス	SDH（健康の社会的決定要因）により健康を脅かされている集団との対話の場をもち、アドボカシーやアクセスについての問題点や改善策に関して論じることができる。
16. 医療者自身のケア	医療者自身やケアチームのウェルビーイングを改善させる取り組みについて論じることができる。
17a. 複雑困難事例のケア	問題の複雑度がかなり高い患者において、複数の種類の専門職が関わり、ケアを最適化することができる。
17b. 統合されたケア	一人の患者のケアに対し複数の診療／介護／福祉施設、複数の医療／介護／福祉専門職種を跨いだ形でシステム全体に視点を向けた診療／ケアにつなげている。
18a. 高いプロフェッショナリズムに基づく行動	医師としてのプロフェッショナリズムに関し、患者中心性、利他主義、自己研鑽といった概念を理解し、それらに従った実践ができる。
18b. 倫理的に困難な意思決定を伴う事例のケア	生命倫理、臨床倫理に照らして問題のある症例に対し、代表的な枠組みを用いて網羅的に情報収集し、葛藤する問題点を明らかにしたうえで、妥当な意思決定につなげることができる。
19a. セクシャルヘルス／性を考慮したケア	患者の生物医学的性差、性自認や性的志向、性的行動を含め、ライフステージや心理、社会的役割を考慮したうえで、特有の健康問題や健康リスクを適切に評価し、配慮したケアができる。
19b. 思春期のケア	思春期の患者に対し、心身の発達、周囲の人との関係性、コミュニケーションの課題を踏まえて適切な診療、ケアにつなげることができる。
20a. 緩和ケア	身体的・心理社会的・スピリチュアルな痛みや問題を早期発見し、評価・治療によって苦痛を予防・緩和することで、病に関連する問題に直面している患者とその家族の QOL を改善する。
20.b 人生の最終段階におけるケア	本人の意思を尊重した人生の最終段階における医療・ケアを実現するために、本人、家族や医療従事者に話したうえで、医療、ケアの方針を決定できる。

一般社団法人日本プライマリ・ケア連合学会 新家庭医療専門医ポートフォリオ：領域と学習目標（2023 年度受験者用）より著者作成

例えば、私のクリニックで研修を受けていた専攻医の話です。専攻医とふりかえりをする過程で「システムに基づく診療」について、まだエントリーできるような経験が見つからないという話が出ました。

そんなとき、私たちのクリニックでスタッフの針刺し事故が起きてしまいました。幸いその職員が感染することはなかったのですが、この事故をきっかけに私のクリニックでは針刺し事故が起きたときの感染対策が不十分であることが分かりました。そこで、指導医の一人が、専攻医をこの課題解決の対策チームのリーダーにして「システムに基づく診療」のエントリー項目にしてはどうかと提案しました。その後、その専攻医を中心に看護師のサブリーダーとともに、指導医のサポートも得ながら、職員全員の網羅的な抗体検査のシステムや、針刺し事故が起きたときのマニュアルが整備されました。専攻医はその経験の学びの経過をショーケース・ポートフォリオとしてしっかりまとめていますし、今後同様の問題に直面したときに「システムに基づく診療」の能力を発揮することが期待できるわけです。

私が指導医の一人として参加している、東海大学医学部付属病院の家庭医プログラムでは、月2回定期的にオンラインで勉強会を行っています。勉強会の前半はポートフォリオの各領域やコモンディジーズの指導医のレクチャーですが、後半は専攻医が持ち回りでポートフォリオの「種」となる症例発表の時間を設けて、それぞれの現場で悩んでいる症例などをプレゼンテーションします。そこでは具体的な問題解決の話と同時に、ポートフォリオ作成も意識し、この症例はこの領域にエントリーできるのではないか、もしこの領域であればこうしたアプローチを行って解決を目指してはどうかなどのふりかえりや議論がなされています。

このように、ポートフォリオはその作成過程自体が教育ツールとなっており、原則的には症例経験とポートフォリオ作成を、指導医と二人三脚（多人多脚）で同時に進めていくものです。そのため、専攻医の初年度から常に全領域の経験やポートフォリオ作成も意識し、指導医とのふりかえりを通じながら研修に臨むこととなります。

実際には指導医も専攻医もサボってしまい、提出期限ギリギリに質の低いポートフォリオを無理やり作成するということもあるにはありますが、真面目な専攻医は、しっかりした研修プログラムやポートフォリオという教育ツールを通して、家庭医の専門能力を一つひとつ自分のものにしていくのです。

クリニックの開業という視点でポートフォリオの領域を眺めると、他疾患併存や慢性疾患のケア、障害とリハビリテーション、緩和ケア、人生の最終段階におけるケアなどは、超高齢社会・多死社会への対応に必須の能力ですし、未分化な健康問題、予防医学と健康増進、複雑困難事例のケアなどは、臓器別という視点ではとらえきれませんが、プライマリ・ケア現場として日々遭遇し、対応しなければならない課題です。

また直接的な臨床能力ではないものの、チーム医療・ケアの調整や移行、システムに基づく診療、医療者自身のケアなど、まさに経営者として組織運営のために必須となる領域が入っています。家庭医としてトレーニングを受けることは、クリニックを開業したあとの経営にも直結する経験や能力を得ることができるのです。

家庭医は小学校の先生

私の持論に「家庭医＝小学校の先生論」があります。小学校では、担任がほとんどの教科の基礎的な勉強を一人で教えます。中学高校と進学するにつれて勉強がより専門的となり、中学では社会科、高校では世界史・地理など、教科を担当する教員も細分化していきます。それと同様に、プライマリ・ケア現場では、主治医である家庭医が基本的な健康問題について一人で対応します。疾患がより専門的になれば、中病院や大病院に紹介して、それぞれの専門医に診てもらうこととなります。

小学校の日々の時間は勉強をすることに大半があてられるものの、最も大切なことは、基本的な生活指導や集団生活を経験し、自立のための生きる力の基礎をつくることにあります。これが進学するにつれて学業成績や進学の重要度が高まり、大学では研究も大切な役割となります。

プライマリ・ケア現場でも、日々の時間は目の前の疾患の解決が大半ですが、最も大切にしていることは、健康に良い生活習慣を得て、家族や周囲の人と協力したり公的サービスなども使って見守る環境をつくったりしながら、健康的に自立できる力をつけることにあります。疾患がより重症の場合や、専門的になってくると、より疾患の解決にフォーカスして、中病院や大病院の専門医の先生に紹介することになりますし、大学病院では疾患の研究も大事な役割となります。

この違いは、それぞれの場のニーズと役割の違いなのです。しかし、家庭医やプライマリ・ケア医が専門医として普及していない日本においては、残念ながら開業前に家庭医やプライマリ・ケアのトレーニングを受けてから開業するという先生は多くなく、開業して初めてプライマリ・ケア現場を経験する、というパターンがほとんどです。

これを「家庭医＝小学校の先生論」でいえば、ずっと高校の先生として働いて一つの教科を教えていたのに、突然、同僚もいない小学校に一人で赴任して、誰にも教わることなく小学生の担任になり、すべての教科を教えることや、生活指導も求められることになったというようなものです。

いくら専門性を打ち出しても、街で開業すれば、臓器を問わずコモンディジーズが来るのは当たり前ですし、広くコモンヘルスプロブレムにも対応しないといけません。それを拒否して専門疾患だけ診ていたら、経営的にも立ち回らなくなるのです。

ただし大半の医師は優秀で真面目ですので、トレーニングなくいきなりプライマリ・ケア現場に出ても、自己研鑽や自己流でも何とか現場のニーズに合わせた技術を磨いて対応しています。なかには何らかの専門医であったとしても、プライマリ・ケア現場のすばらしさに目覚め、プライマリ・ケア医として誇りをもって地域医療に貢献している先生も大勢います。当然そのような先生は、地域の患者からも支持を受けますので、経営的にも成功を収めます。

とはいえ、高校の先生になるトレーニングと小学校の先生になるトレーニングは異なるものです。小学校の先生として働くならば、小学校の現場で、同じ志をもつ仲間とともに、小学校の先生から指導を受けながらトレーニングを積むほうが、心が安定した状態で、一定の質の小学校の先生を、効率的・効果的に育成できます。何より小学生（地域の患者）にとっても、小学校の先生（プライマリ・ケア医）としてトレーニングを受けた先生に担任（主治医）になってほしいと思うはずです。ですが現状ではトレーニングは受けず、自己努力に任されるので、どうしても質にばらつきが出てしまうのは否めません。

なかには開業後、高校でのやり方を変えずそのまま小学生に教えるように、病院でのやり方や役割、患者への対応を、開業してもそのまま続けてしまう場合も多くあります。そして地域のニーズとミスマッチを起こしてしまうのです。

開業後になかなか集患できない、という原因の本質はここにあります。立地や設備や標榜の診療科の問題が本質ではありません。街で開業した時点ですでにプライマリ・ケアの現場にいるのです。標榜が何科であろうとも、意識としてプライマリ・ケア医になりきれない先生に、プライマリ・ケア現場としてのニーズを求めている患者が来ないのは当然なのです。

家庭医は入れ歯の接着剤

私の家庭医の師匠である、亀田ファミリークリニック館山（亀田総合病院）の岡田唯男先生と、この家庭医＝小学校の先生の例え話をしていたときに「そういえば英語で小学校のことをPrimary schoolというよね」と言われて「プライマリ」という言葉のもつ意味の共通点に驚いて、目を見合わせたことがあります。

岡田先生は、家庭医の役割を分かりやすく説明するため、ある入れ歯の接着剤に例えていました。歯と歯茎をつなぐ接着剤は、歯茎と入れ歯の形に合わせられるように、いかようにでも形を変える柔軟性がなければいけません。

プライマリ・ケア医に求められる役割とは、まさに入れ歯の接着剤のようなものです。

個々の口の中の形と同じで、個々の患者は一人として同じではありません。診断して病名がついても、同じ病名がついたAさんとBさんの全体像はまったく異なるものですし、行う治療や患者に対しての説明もまったく同じものにはならないのです。ましてや心理的社会的な問題などが関わってくると、より個別性の高い対応が必要となってきます。

その昔、アメリカで一般向けに家庭医の存在をアピールするために「家庭医は〝あなたの専門医〟です」というキャッチコピーを使っていました。このコピーは家庭医の本質を短く的を射ているので、私を含めて多くの家庭医の先生が、今も一般向けの家庭医のアピールに使わせてもらっています。

地域全体のニーズに対しても同じことがいえます。例えば、家庭医を学ぶ人のなかには島医療をやりたいと思う人が一定の数います。ある程度の大きさの島には総合病院もありますが、小さな島には診療所一つで医師一人というところも多いです。そこでは内科・小児科はもとより、外科や産婦人科の領域なども含めて、すべての初期対応をしなければいけません。

また重症の救急搬送にはドクターヘリが必要ですが、1回要請すると数十万円以上はかかります。公共事業の一環のため患者が直接払うことはないですが、そう安易には呼べるものではありませんし、悪天候のときは要請しても来ることができません。そのため島医療では全領域の二次救急の初期対応ができるくらいまでの診療能力が必要となります。

このように、自分が医療的な技能として何ができるか・何がやりたいかではなく、まず地域ありきで、個々の患者や地域としてのニーズを適切にとらえたうえで、その地域のために何が必要かと考えて、自ら地域に適応していくことそのものが、家庭医の専門性であり本質といえます。

病人を診ずして病気を診ることになった現代医学

医学を含めた西洋の学問や哲学の起源は、アリストテレスやヒポクラテスなどが活躍した古代ギリシャにあります。当時の医学の根本的な考え方は「生気論」というものに基づいていました。生物には特別な生気（生命力）が存在し、この生気が生物の活動や生命現象を生み出す、という考え方です。生気は非物質的な存在であり、生物が生きている限り存在し、生命の消失とともに失われる、と考えられていました。日本でいえば「霊魂」の概念に近いもので、この生気論は中世や近代に至るまで２０００年近くも、医学や生物学に一定の影響を与えていました。

これが大きく変わったのが「天才の世紀」といわれる17世紀の啓蒙思想です。ガリレイ、ニュートン、ロック、ベーコンといった錚々たる思想家たちが、病気を含む自然の脅威、迷信や伝統、専制政治等の束縛などから人間を解放するために、理性（感情や主観に左右されない合理的・論理的思考、分析、推論、判断など）に基づいて、自由、平等、人権、そして科学的な進歩を推進し、人間を発展させようとしたのです。

その啓蒙思想のなかで、自然科学と医学の概念や哲学に大きな影響を与えたのが、ルネ・デカルトでした。デカルトは医師ではありませんが、医学に並々ならぬ関心があり「心身二元論」という、精神と身体（魂と肉体）を分離する考え方や、「要素還元主義」という、複雑な物事を構成要素に分解して理解すれば全体の性質を理解できるという考えを示しました。

そうしたデカルトの考えをもとに、医学の基本認識が「生気論」から「機械論」＝自然や人間社会のあらゆる現象を物理的な力の相互作用で説明しようとする考え方に変わるようになったのです。デカルトは、身体は機械であり、神経、筋肉、静脈、血液、皮膚で構成されており、たとえそのなかに精神がまったくなかったとしても、同じ機能を失うことはないと述べています。一見冷淡な意見に聞こえますが、生気論が主流の当時は画期的な考え方であり、分子生物学などの先端医療に至るまで、現代医学はこの哲学の延長上にあるのです。

そうした啓蒙思想を背景に、その後の医学は発展していきました。まず、根拠のない推論や仮説は入れずに、病気の症状と経過だけを純粋に記載することから始まり、病状経過と病理解剖（当時は唯一体の中を知る手段でした）のデータを結びつけること、聴診器などの機械の発明によって体の中の情報を得ることなど、徐々に発展してきました。そうしたなか、パスツールは「伝染病」という大きな脅威の自然現象に「細菌」という原因があることを発見し、コッホは当時最大の死因であった結核に「結核菌」という原因があることを発見するなど、人類の理性が、病気という自然の脅威に勝利する礎を築いたのです。

病気には特定の「病因」があり、病因を取り除くことによって、病気という自然の脅威から解放されるという方法論で得られた成功体験には大きなインパクトがありました。そ

図２　抽象化の過程

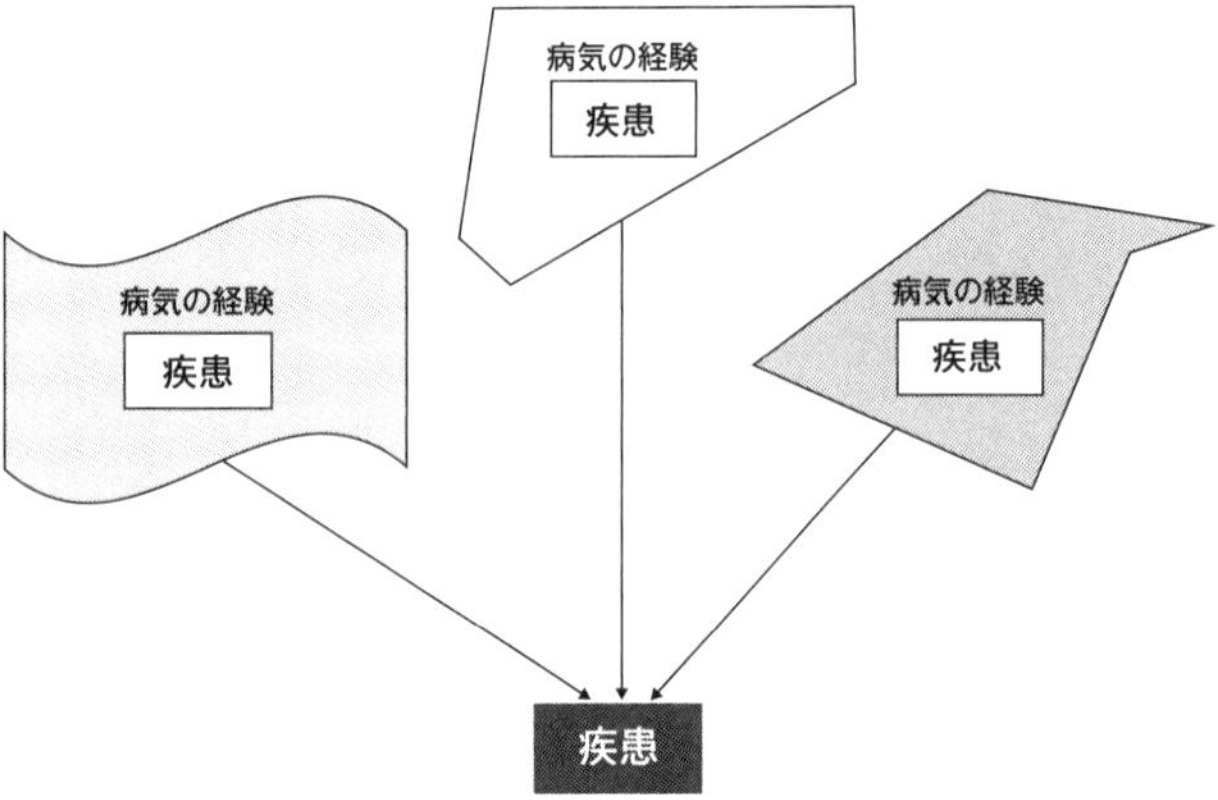

出典：葛西龍樹監訳『患者中心の医療の方法』原著第３版、羊土社、2021 年

うした方法論により、個々の患者の「病気の経験」から、共通となる「疾患」を抽出して抽象化することが進んでいきました。糖尿病や高血圧など、「疾患」という分類学的な用語と、共通概念が誕生したのです(図2)。

疾患というものが生まれたことにより、予測を立てたり、検査や治療といった技術も正確に応用したりしやすくなるなど、現代医学の方法論はさらなる成功を得ることができました。

疾患を抽出して抽象化する、と書くとよく分かりませんが、「リンゴ」「森」という言葉を聞いたときに、頭に浮かんでいるものが抽象化されたリンゴや森です。目の前の患者のなかに、ほかの多くの患者にも共通する抽象化された「リンゴ」を見つけて、すでに知見のあるリンゴのむき方やおいしいリンゴの食べ方などを、その患者の頭の中に見つけたリンゴに当てはめるということなのです。

良いことずくめの大成功に思えた方法論ですが、抽象化が進むにつれて、疾患以外の患者特有の「病気の経験」がそぎ落とされるという大きな罠がありました。

私は家庭医を学ぶ前に、大学病院の呼吸器内科で働いていました。その頃、入院している担当患者の名前を聞いたときに、まず浮かぶのはその患者の顔や声ではなく、右肺上葉の肺腺がんでがん性胸水もたまっている人、といったように病名や画像などの検査データでした。その患者がその病気でどのように苦しんでいるか、退院後の生活にどのような影響があるのか、また家族はどう考えているのかなど、その患者が抱える病気の経験に目を向ける発想すらできていなかったのです。または、忙しいときなどはよく「カルテ回診」といって、実際の回診はせずに、チームでカルテを確認することだけで、その患者のすべての問題を理解したような気になっていました。

このように科学技術の進歩とともに疾患の抽象化が進めば進むほど、「病気を診ずして病人を診よ」という格言とは逆に、「病人を診ずして病気を診る」ことが推し進められることになったのです。この格言は、1881年に開設した東京慈恵会医科大学の建学の精神ですが、この言葉を戒めにしたということは、ドイツ医学を中心に西洋医学を輸入していた140年前の時点で「病人を診ずして病気を診る」という西洋医学の弊害がすでにあったからだと考えられます。抽象化があまりに進むと、抽象化されたものは現実世界と同じでない、疾患は患者自身でない、ということを忘れてしまうのです。

家庭医の誕生とBPSモデル

啓蒙主義を経て医学がさらに進んだ、17世紀の欧米では、医師はまだ、さまざまなヒーラー（治癒を施す者）の一部のエリートという立場でした。〝外科職人〟や〝薬商人〟は医師とは別のヒーラーでした。18～19世紀頃には、北米移民やイギリスで、外科も統一されて一般医が誕生しましたが、この頃はまだ臓器別・疾患別にはなっておらず、当初の医学校の教員も一般医しかいませんでした。しかし20世紀に入って、さらに科学技術が進歩してきた1930～1950年頃には医学校から一般医はいなくなり、専門医だけが医学校の医師養成を担うようになったのです。そして第二次世界大戦後からは1～3次医療といった役割分担が明確にできるようにもなり、専門医も増え、専門医が医学の主流となっていきました。

この間にも、科学技術の進歩と歩調を合わせて「疾患の抽象化」はさらに進むこととなりました。その結果、とりわけこの100年ほどで、医師はかつて「ヒーラーの一部」であったものが、「有能な技術者」へと役割が変わってしまいました。

医学生が、人生への期待を胸にして医学部に入学した直後は、おそらく多くの医学生は「人を救うヒーラーになりたい」という思いを少なからず抱いているはずです。しかし、医学部でヒーラーになるためのトレーニングは受けられず、抽象化された疾患という概念をひたすらに詰め込まれます。そうして6年経過し、国家試験に合格して医師としての人生の岐路に立ったときは何科の医師になるのかという選択肢で悩むこととなります。実はその時点で、多くの医学生や研修医はヒーラーでありたかった自分をすでに忘れ、または医学教育ではヒーラーになれないと潜在的に諦めて「有能な技術者」を目指すようになっているのです。

北米では戦後、専門化が進んで医療が細分化されることで、従来は一般医が担っていた、患者の医療的ケアの全体を管理する役割を担う医師がいなくなるという弊害が指摘されるようになりました。そうした反動から、すでに1940年代には専門化された一般医が必要であるという議論が生じていたのです。そのような流れを受けて、1960～1970年代にかけて、アメリカでは大学で家庭医療学の講座がつくられるようになるなど、家庭医が一つの専門分野として確立していきました。社会背景的には1960年代のアメリカでは、公民権運動、平和運動、ベトナム戦争抗議活動、女性の権利などの社会運動もあり、そうしたカウンターカルチャー運動の一環として家庭医が発展したという側面もあります。

科学史全体で見ると、機械論を哲学的な背景として自然科学は大いに発展しましたが、その方法論に対しての非難も出てくるようになりました。生物学者のイェーツは「物理学がすべての科学のモデルになっている」として、物理学は一般性と画一性によって特徴づけられる一方で、生物学は多様性と特殊性を示し、生態系は複雑で、生物を機械に例えることは間違いであり、概念の進歩を破壊するものだと、生物を機械論でとらえることを痛烈に批判しています。

1970年代、内科医であり精神科医でもあるエンゲルは、Bio-Psycho-Socialモデル（生物‐心理‐社会モデル：BPSモデル）を提唱しました。従来の病気の抽象化を方法論とする医学モデルは、「Biomedical Model（生物医学モデル）といって、因果関係を「病気の原因→疾患・障害」と直線的にとらえます。一方でBPSモデルは人間の健康状態は単一の要因では説明できず、生物学的、心理学的、社会的要素が混在してそれぞれが相互に関係する複雑系としてとらえられます。何らかの要因が生じると、すべての要素が影響し合い状態が変化するため、システム全体をとらえることが必要なのです。

例えば、新型コロナウイルス感染の流行が原因で客足が遠のき、長年経営していた飲食店が倒産した店主が、それをきっかけに離婚になり、お酒に走るようになり、アルコール依存症となり、アルコール性肝硬変になり、亡くなったとします。この死因は、肝硬変か、肝臓の線維化か、その前の脂肪肝か、アルコール多飲か、お酒に走る心の弱さか、離婚が原因か、倒産が原因か、新型コロナウイルス感染か……、BPSモデルや複雑系の考え方では、そのすべてが互いに関係し合っていると考えます。このように、医学的事象を生物医学的に単一の直線的な原因ととらえず、心理面、社会面、及びミクロからマクロレベルまで含めた、複雑なシステムが相互影響した現象である、ととらえるのがＢＰＳモデルです。

ＢＰＳモデルが従来の生物医学モデルと異なる大きな点の一つは、生物医学モデルでは医師は科学者と同様、第三者の客観的な立場をとりますが、ＢＰＳモデルでは医師自身がその複雑系のなかにいるということです。シンプルな例で、糖尿病で治療中の患者が、医師と喧嘩して通院しなくなったとします。その結果、糖尿病のコントロールが悪化して合併症が生じたとしたら、その原因は破綻した医師―患者関係にもある、ととらえるということです。精神科医バリントはdoctor as a medicine（治療薬としての医師）という表現をしましたが、ＢＰＳモデルにおいて、医師はまさに、非常に侵襲性の高い治療薬そのものなのです。

「13歳からのアート思考」（末永幸歩著、ダイヤモンド社、２０２０年）という本では、現代アートを題材に「アートとは何か」ということをアーティスト自身が探求してきた歴史について、分かりやすく、スリリングに述べられています。自分の思考過程や認知プロセスを俯瞰的にとらえることを、心理学用語で「メタ思考」といいます。広く言えば、物事の本質や原理についての研究を行う「哲学」と同じです。

現代医学は機械論を背景にした、疾患の抽象化をすすめ、その方法論があまりに成功しすぎてしまいました。そのため〝デカルトの呪縛〟に陥り、医学自体のメタ思考や、医学自体の意味を根本的に問う哲学を、いつの間にか放棄してしまいました。生物医学モデルは、それ自体を疑ってはいけない絶対教義であり、ドグマとなっているのです。

イェーツが画一的であると批判した、当の物理学ですら、ニュートン力学の古典物理学を脱却し、時空や空間が相対的な性質を示す相対性理論や、物質の確率的な現象や不確定性の存在を認める量子力学など、その哲学的枠組みを大きく変えています。一方で医学は、これほどまでに進化しましたが、その哲学的な枠組みは400年前と変わらない〝ニュートン力学〟のままなのです。

その枠組みが変化する兆候が、医学においてもようやく出てきているように思います。超高齢社会では、疾患を取り除くことや、死を避けるということが、必ずしも幸せにつながるというわけではありません。忘れられてきたヒーラーとしての医師の役割が再度見直されてきています。開業医の担うプライマリ・ケア現場は、そもそも抽象化された「疾患」を扱う技術者としてのニーズと併せて、抽象化の過程で捨ててきた「個々の病の体験」全体を扱うヒーラーとしてのニーズが病院よりも高い現場です。医師は医学の発展に伴い、自らヒーラーであることを捨ててきたのですが、患者は古来より一貫して、医師に対して優秀な技術者であると同時にヒーラーを求めているのです。

家庭医療学はその成立過程から、現代医療の方法論のアンチテーゼとして生まれ、医学におけるメタ思考や哲学を担う分野であると私は考えています。４００年間〝ニュートン力学〟と同じくらい古い枠組みを変えてこなかった現代医療の方法論は、明らかにそのひずみがきています。そして、今後世界で最も高齢化が進んでいく日本において、その古い枠組みのひずみというのが、より顕著になってくると予想されます。

もし今自分が50歳代後半や60歳代で、すでにクリニックの負債の返済も終わっているということであれば、自分自身の認知の枠組みは変えないまま、逃げ切れると思います。しかし今から開業を考えている20代や30代の若い先生は、目先の利益だけではなく、今後数十年で、従来の医療の方法論の枠組みが変わってしまうかもしれないと認知するとともに、そのための生き残り戦略の準備をしておくことが必要なのです。

［第3章］

クリニックの収益確保、患者のニーズに沿った診療、スタッフのマネジメント……家庭医療専門医は医院経営にもメリットだらけ

メリット1　財務が早期に安定しやすい

幅広い患者に対応できるため集患が容易

新規開業後、診療所経営を成功させるためには、まず収益を確保して財務を安定させる必要があります。そのため、まず月々の利益（収益－費用）がプラスとなり、なるべく早く黒字化することが最初の財務的な目標となります。費用は大別して変動費（医薬品など患者数に応じて変わる支出）と固定費（人件費など患者数に応じて変わらない支出）に分けられますが、ここから「損益分岐点」が求められます。損益分岐点とは「どれくらい収益があると黒字化するのか」の見込みです。

収益は、一人あたりの診療報酬（単価）×患者数でシンプルに決まりますので、損益分岐点の収益から逆算すると1日に何人診察すれば、黒字化するのかが予想できます。一般的な内科クリニックでは、おおよそ1日40人が損益分岐点といわれていますが、単価が高い診療や、固定費が少なく、診療日数が多ければこの人数は下がりますし、その逆の場合は上がります。

ただ、保険診療ではそもそも診療報酬が決められていて単価を極端に高くすることはできないために、基本的に患者数が収益に直結するといえます。家庭医診療は検査にさほど頼らないことなどから単価は高くありませんが、一方で自然と患者が集まりやすい診療科であるといえます。

その理由の一つは、診療対象が0歳から100歳を超える患者まで、老若男女を問わないため、そもそも対象とする患者が多く、地域住民全員が潜在的な患者であることです。とりわけ家族全員を診ることができるのは、家庭医の大きなメリットです。私の患者でも、99歳の訪問診療の方の子ども世代と孫世代を定期外来で、さらにはひ孫世代も生まれたときから診ており、4世代まとめて私のクリニックで診ている方がいます。風邪や胃腸炎などの感染症では、家族全員が罹患してしまうこともよくありますが、家族全員診察するということもできますし、しんどい患者にとってもまとめて診てもらうほうが明らかに楽です。短期的な軽度の感染症であれば、小児科でも「子どものついでにお母さんも診ておきましょう」ということはよくあります。しかし、子の受診をきっかけに親が家庭医を気に入ってくれて、「実は健康診断で血圧が高いと言われていて……」と相談され、そのまま親は高血圧の継続外来患者となるということは、家庭医でないとできません。患者としても、家族全員の事情をまとめて同じ家庭医に知っておいてもらったほうが、受診時の背景の説明なども不要であり、楽なのです。

加えて家庭医は、いわゆるコモンディジーズ全般に対応するのが基本です。入り口は標榜の内科・小児科疾患であったとしても、信頼関係が構築されていくなかで、腰痛や皮膚トラブルなど、ちょっとした日常の健康トラブルの相談を、徐々に受けるようになってきます。とりわけ「家庭医とはこういう専門医だ」と患者に説明しなくても、実際の臨床現場で「こんなことも、あんなことも相談に乗ってくれるのだ」と理解して、だんだん家庭医を上手に使ってくれるようになってきます。私のクリニックはホームページで家庭医を紹介し、幅広くよくある健康問題を扱うことも書いてありますので、最初から内科・小児科以外の相談で受診される方もいます。とりわけメンタルヘルスなどは、いきなり精神科を受診することはハードルが高いと感じる方も多く、まず家庭医を受診される方が少なくありません。プライマリ・ケアの現場に来院する患者の相談内容の9割は「日常的なよくある健康問題」です。そうしたおおむね9割に対応できる幅広さが、患者の受診しやすさに直結し、集患にもつながります。一言で言えば家庭医は「患者にとって、とっても便利」なのです。

このような幅広い年齢層や疾患に対応できる、家族全員診られるという特徴は、単に集患しやすいというだけでなく、さまざまな状況の変化によって患者が減ることのリスクヘッジともなります。株式投資の世界で、リスクを分散させるために業種（セクター）を分けて投資をすることと似ています。航空業界や旅行業界など同じセクターの株ばかり持っていれば、新型コロナのような大きな外的環境の変化があった際に、セクター全体が株価下落の影響を受けてしまいます。日常生活に不可欠なエッセンシャルワーカーが働く医療機関は、他業種と比べると、さまざまな外的環境の変化には強いとはいえますが、それでもある分野に特化していればいるほど、大きな外的環境の変化には脆いといえますし、幅広い対応ができることはそのリスクに強いといえるのです。

高額な支出を抑えられる

私の後輩で最小限の資金で開業した家庭医がいます。元は心臓外科医でしたが、家庭医の研修を経て、在宅医療専門として開業しました。

　彼はコンサルタントにも頼らず、開業のためにクリニックを新たに建てたりもせず、在宅医療を専門とするので、マンションの一室を拠点と定めたのです。ただ在宅医療専門とはいえ診察室は必要なので、診察机などの必要な設備は家具量販店などで自分で調達しました。私たちが研修を受けた亀田ファミリークリニック館山では、在宅医は事前準備から事務仕事も含めてすべて医師ひとりで行う体制でした。そのため事務的に必要な業務などはおおむね研修時代に理解しており、その後輩は保険算定すら自分でやることにして、看護師もは事務員も雇わずスタッフゼロで開業したのです。おかげで開業コストは数百万円で抑えられ、ランニングコストもほぼかかりません。まさに家庭医のメリットをフルに活用したミニマム開業例です。

　後輩医師のケースは極端ですが、開業に際して検査機器を最小限に抑えられるのも家庭医のメリットです。初期投資が少なく済めば、それだけ早く開業後の財務も安定します。

　家庭医が検査機器を多く必要としない理由は、臨床推論を基とした病歴聴取と身体所見を重視するからです。まず病歴から鑑別診断を上げて、その診断を身体所見によって絞り込んだあとに、必要であれば最小限の検査を追加します。もとより病歴聴取と身体所見で得られる診断の知見もかなり積み重なっており、その精度を理解しておけば、何気なく行っている検査の多くを代替でき、大型の検査機器に頼る必要もありません。どうしても大型の検査が必要な場合は、検査ができる病院に頼めばよいのです。

当然、開業時にそろえるべき検査機器の違いは、財務に大きく影響します。診療科によってはどうしても高額医療機器の導入が必須になる場合もあります。例えば消化器内科を前面に打ち出して開業するのであれば内視鏡は欠かせません。あるいは眼科や耳鼻科なら、開業時には専用の検査や診察器具をそろえておかなければなりません。脳外科で開業となると必須ではないもののCTやMRIが欲しくなってしまうことも多く、そのためにまとまった初期投資が必要になります。その点、家庭医は聴診器1本（＋軽微な検査機器）で開業できる手軽さがあります。どうしても高額医療機器が欲しければ、開業時にはそれを設置するスペースだけ確保しておいて、経営が黒字化して波に乗った時点で購入すればよいのです。私も、開業時は血液検査はすべて外注でした。しかし感染症などの評価で血算とCRP、また糖尿病の評価にHbA1cは院内の迅速検査があったほうがよいと考えていました。そのため開業時点で、機器を設置する場所や使用するコンセントの確保だけはしておき、数年後に医療法人化するタイミングで機器を購入しました。その頃には十分な内部留保もあり、追加融資やリースもなく余裕をもって一括購入することもできました。

ただ一点、レントゲンだけは、天井・床・壁・扉すべてにX線遮蔽の鉛板を入れる大きな工事も必要なため、あとから加えることはかなり困難です。レントゲン導入だけは事前に導入するかしないかを検討しておいたほうがよいです。

初診後にリピーターへと移行する率が高い

患者にリピーターになってもらうためには、患者が満足する医療を提供する必要があります。それは「正確な診断」と「適切な治療」だけではありません。出会いのオープニングにおいて、「私のことをよく知ってほしい」というニーズを満たし、別れのクロージングにおいては「腑に落ちるまでの十分な説明をしてほしい」というニーズを満たす必要があります。もっと言えば、前章で説明したような、患者の「病の体験」の全体像を医師に知ってほしい、というニーズがあります。

まず生物医学的側面において、病歴聴取と身体所見を丁寧に行って、疾患の鑑別診断を絞っていくという「正確な診断」の過程そのものが、「私のことをよく知ってほしい」というニーズを満たす過程でもあります。

先日、頭痛が主訴の患者が受診されました。その患者は私と出会うなり、プリプリと怒っています。理由を聞いてみると、私のクリニックの受診の前に、とある「頭痛外来」を受診したとのことでした。しかしその頭痛外来では、頭部ＭＲＩを撮影されたのち、問診も身体診療もせず「異常ないですね」と言われたうえで、「緊張型頭痛だからこちらのパンフレットを読んでおいてください」とパンフレットを渡され、鎮痛剤を出されておしまいになったとのことでした。その患者が怒っているいちばんのポイントは「私は肩こりもあって、以前緊張型頭痛になったこともある。今回の頭痛は明らかにそのときの頭痛と違うのに！」というものでした。「え？　そうなのですか？」とあらためて、頭痛の問診のルーチンに従って聞いてみると、「頭の右側の横が痛い」「チカチカしたりギザギザしたりしたものが見える」「それに伴って気持ち悪い」「光や音がつらい、暗くて静かなところにいたい」などのキーワードが、こちらがそうかと聞かなくてもスルスル出てくるのです。医学生でも「片頭痛」と答えが浮かぶくらい典型的な症状でした。「頭痛外来では、こうしたことを聞く質問はなかったのですか?」と聞くと、「なかった!!!」とまた怒りかけたので、あわてて話を片頭痛の一般的な説明や今後の治療方針の説明に戻して、次回外来の予約をとったところで、ようやく怒りは静まったようでした。患者の話をそのまま信じると、その頭痛外来は問題があるように思えますが、もしかしたら頭痛外来の先生は病歴聴取や患者への説明もきちんとしていたかもしれません。ですが、いくら医者が「しっかり病歴聴取や説明もしていた」と思っていても、患者がそう認知していなければ、結局言わなかったのと同じで、「私のことをよく知ってほしい」というニーズを満たせず、患者は離れていってしまうのです。もちろん診断のためでもありますが、患者が「私の訴えをちゃんと聞いてくれている、私のことをちゃんと診てくれている」と実感できるように、病歴聴取や身体所見をすすめることが大切なのです。

さらに家庭医の大きな特徴の一つが、生物医学的に疾患の診断・治療を行うというだけでなく、心理面や社会面を含めて患者全体を理解することや、患者のもつ物語(ナラティブ）を理解すること、そして家族や学校・会社など本人をとりまく環境全体を理解しようとする点です。

目の前の疾患だけでなく、その疾患にまつわる病（やまい）の体験全体を確認するためには、疾患だけではなく患者そのものにも興味をもって接する必要があります。とりわけ患者は基本的に何らかの病気があるため受診しており、ほとんどの患者は何らかの「つらい」感情をもっていることがほとんどです。その感情を確認するためには、「この医師には感情を表出していいのだ」と思ってもらわなければいけません。そう思ってもらうために、まずは医師のほうから先に患者に心を開いて、患者が感情を表出してよいだけの、心理的に安全な雰囲気をつくる必要があるのです。

さらに患者の社会背景やとりまく環境を理解するためには、患者との「雑談」が必要となります。生活習慣病の患者に対して「何か運動をしていますか」という質問をして「太極拳です」と答えてもらって終わりにするのではなく「へー、太極拳やっているのですか！　どこでやっているのですか？」「なるほど！　先生が同じ地域の人で、地域の人の集まりとして、毎朝やっているのですね！　何人くらいで集まってやっているのですか?」など、枝葉が広がるように雑談を広げていって、その人の社会背景を、継続外来のなかで時間をかけて理解していきます。家庭医には、無駄話という意味での「雑談がない」といわれています。患者との会話はすべて、その患者の全体を理解するために必要な、大切な情報なのです。

家庭医は「あの先生は話をよく聞いてもらえる」と患者から評価を受けることが多いと思います。それはこうして疾患だけでなく、個々の患者の体験や、背景を含めて患者の全体像を理解したい、と考えているからです。しかし家庭医がそれを理解したいと思うのは、家庭医が立派だからだとか聖人君子だからということではまったくありません。トレーニングを受けた専門医のプロフェッショナルとしての興味と動機があるからなのです。しかしそれが〝結果として〟よく話を聞いてもらえると評価を受け、初診からリピーターに移行する率も高くなり、結果としての財務の安定化につながるのです。

在宅医療に対応できる

私が亀田ファミリークリニック館山で研修をしていたときのことです。とある在宅患者の高齢男性は、訪問医や看護師など、どの職種のスタッフに対しても非常に横柄な態度をとり、薬なども自己調整してしまうような、とても困った（複雑困難症例の）患者で、多職種でカンファレンスをしながらどう対応するかをいつも相談している人でした。私が本院のローテーションで亀田総合病院の病棟にいたときに、ちょうどその患者の病状が悪くなり、入院することになりました。私が在宅で診ていたこともあり、私の所属チームが担当医となりました。私は、この患者はきっと病棟でも横柄な態度になるに違いないと構えていたのですが、いざ病棟で接してみるとどうやら様子が違います。もちろん入院するほど具合が悪かったこともありますが、「在宅のあなたは、いったいどこに？」というほど、非常におとなしい普通の患者になっていたのです。私から話を聞いていた同じチームの先生も肩透かしをされて、「聞いたほどじゃなかったね」と笑っていました。

別の患者でも同じような経験をしたことを通して、在宅患者にとっての自宅は文字どおり〝ホーム〟グラウンドで、医療者にとって患者の自宅はアウェイなのだと気がつきました。とりわけ在宅の現場は、あくまで患者の生活や人生がメイン、医療はそのメインを支えるためのサブの役割が求められる場所です。患者の生活や人生全体において医療の占める割合などは高くないのです。そして患者の自宅は患者が素のままにしていられる空間です。そこでリラックスしている患者に医療者が合わせていくことが在宅医療では求められます。在宅スタッフは、あくまで患者のホームグラウンドと相手のルールのなかで、アウェイとしてどう〝勝負〟するか、そのマインドセットをもっているかどうかが鍵となります。具体的には、患者自身の健康や人生に対する価値観、そしてどのようなライフヒストリーをたどって今に至っているかをしっかりと把握し、それを尊重して接するということです。

反対に、外来や病棟などの医療機関は、患者にとってはアウェイであり、医療者にとっての本拠地・ホームグラウンドなのです。外来はまだ「玄関先」くらいですが、入院ともなると他人の居間にいるようなもので、患者が小さくなるのも当然の環境で、患者が素のままでいるのはなかなか難しいものです。無意識のうちに緊張していたり、そこでの会話は普段とは違う受け答えになったりすることもあります。

医療機関だけで診察していると、患者はあくまで医療機関ではアウェイとして医療というルールを守っている（ふりをしている）だけで、家に帰れば人生という患者自身のルールに従っているということに気づくことができません。在宅医療は立場が逆になりますから、そのことに医療者が気づかないまま、医療機関でのルールややり方をどんどんと在宅に持ち込んでしまうと大変です。医療の常識は患者の非常識（お互いの前提とする価値観のアンマッチ）ということが頻発してしまい、結局患者からは「来ていただかなくて結構です」となってしまいますし、それを見た看護師やケアマネージャーからは「今度からあの先生に頼むのはやめておこう」となってしまうのです。

家庭医は常日頃コモンディジーズを扱いますので、まずは疾患への対応として、さまざまな初期対応にあたらなければいけない在宅医療の現場にマッチしています。そのうえで、心理面や社会面、ナラティブ、環境全体を理解するということは家庭医の得意分野ですので、患者のホームグラウンドのルールを理解することが必須な在宅医療は、家庭医の能力が発揮しやすい診療の場なのです。さらに、外来や病棟ですと、患者自ら病の体験やナラティブを語ってもらう必要がありますが、患者の自宅は、その場に入っただけで、自宅が多くを語ってくれます。壁に掲げている賞状や写真、棚に飾ってあるトロフィーなどは、それこそ患者にとってのショーケース・ポートフォリオのようなものです。もちろんがん性疼痛で苦しがっているような方などには、まず医療的な対応が優先されますが、医療的な問題の山を越えたあとは、患者と関係性を構築しながら、各患者のホームグラウンドのルールを少しずつ探っていくのが、在宅医療の醍醐味の一つなのです。

最期まで住み慣れた地域で過ごせる地域づくりを目指す「地域包括ケア」にとって、何より必要なのが在宅医療の普及です。しかし、なかなか在宅医が増えることはなく、この15年ほどは在宅医療を担う医療機関の数はほぼ横ばいの推移です。一方で訪問診療の件数はこの10年で約2倍になっているため、一つの医療機関が訪問する数が2倍になっているといえます。

在宅医療への参入を増やすために、国は在宅医療に関する診療報酬をかなり高額に設定してインセンティブを与えています。とりわけ、患者に24時間連絡を受ける体制や往診できる体制をとっているなど、一定の基準を満たした医療機関は「在宅療養支援診療所／病院」という施設認定を受けることができ、高額な加算をとることができます。さらに終末期の患者や、人工呼吸器などの管理物の多い重度の患者を在宅で診れば診るほど、高額な加算がさらに追加され、訪問診療を積極的に行う医療機関の重要な収入基盤ともなっています。しかしそれほど多くのインセンティブをかけているにもかかわらず、在宅の参入に二の足を踏んで参入できない医療機関も多いのです。

在宅医療を行う診療所が増えない理由として、厚生労働省が医師に対して行った在宅医療を継続するうえでの課題に関するアンケートでは「訪問するための時間が確保できない」「医師の高齢化」、「医師以外の医療・介護スタッフの不足」、「医師の不足」などが挙げられていました。しかし実際に訪問診療をやっている医療機関は、時間があって医師が若くて数も充足しており、医師以外のスタッフも充足しているかというと、必ずしもそうではありません。多くの医師にとって、在宅医療は一般的なキャリアパスのなかで経験することがほとんどないために、「在宅医療は見たこともやったこともないので、なかなか怖くて手を出せない」というのが本音なのではないかと私は思います。

一方で家庭医は、家庭医研修のなかで、指導体制のあるなか、しっかり看取りまでできる在宅医療を経験します。その経験があるため、家庭医で開業した医師の多くは、看取りを含めた在宅医療を行っています。家庭医としては、研修でやったことを開業後もそのままやっているだけなのですが、国の施策も追い風となり、財務的な安定の下支えになってくれています。

また、幅広く診られることは不測の社会変化に対してリスクヘッジとなりますが、外来と併せて在宅という診療フィールドを別にもつことは、診療の幅が広いという以上のリスクヘッジとなります。それこそ新型コロナウイルスの流行初期は、受診控えなどで、多くの医療機関の受診患者数が一時的に激減し、いまだ回復していない診療所もあります。私のクリニックでもその時期は外来患者数が減りましたが、訪問診療でコロナを理由に訪問する医師を断る人はわずかで、在宅はまったくと言っていいほど財務上、コロナのマイナス影響はありませんでした。

メリット1を実現するために

財務を早期に安定させるためには、支出を抑えて利益を上げなければいけません。利益を上げるためには患者単価には限界があるため、患者数を増やさないといけません。プライマリ・ケアの現場で患者数を増やすためには、幅広い健康問題に対応できる能力や在宅など多様なフィールドにも対応し、リピーターを増やさないといけません。リピーターを増やすには、個々の患者や地域のニーズを的確にくみ取り、そのニーズに沿った医療を提供することで患者や、地域で働くスタッフの満足度を上げないといけません。満足度が上がれば、たとえ宣伝をしなくとも、口コミによって患者が患者を、地域が患者を呼んでくる状態が実現できます。医療というのはローカル市場ですので、ローカルな口コミが何よりの宣伝媒体なのです。……などと書きましたが、この考えは、一見まっとうな考えに見えて大きな落とし穴があります。それは財務の安定のみを目標にしてスタートさせているということです。

人生哲学の名著である「7つの習慣（スティーブン・R・コヴィー著）」には、成果（利益など）と成果を生み出すための資産や能力のバランスの重要性を説明するために、「ガチョウと金の卵」というイソップの寓話を引用しています。

あるところに貧乏な農夫がいて、ある日、毎日ひとつずつ金のたまごを産むガチョウをひろいました。男は金のたまごを売り、だんだんお金持ちになりました。金に目がくらんだ男は、もっと金のたまごを手に入れるためガチョウのおなかを切り裂きました。ところが、おなかには何もなく、男はもう二度と金のたまごを手に入れることができなくなりました。

この農夫が金のたまごを欲しければ、行うべきはガチョウのお腹を切り裂くことでなく、丁寧にガチョウの世話をすることです。かといってガチョウの世話ばかりで金の卵にまったく興味がなければ、自分もガチョウも食いはぐれてしまいます。大切なのはそのバランスです。「財務の安定」のみを目標にすると、結局はガチョウのお腹を裂いた農夫のように、逆にそれを失う可能性があるのです。

私が知人の医師から聞いたあるクリニックでは、医師のアルバイトのバイト料金を時給ではなく、診察した患者数に応じた「歩合制」にしていたそうです。述べたようにクリニックの利益はほぼ患者数で決まるので、アルバイトの医師になるべく多くの患者を診てもらうインセンティブをかけるのは一見、理にかなっているようにも思えます。しかし、そうしたインセンティブのあるアルバイト医師は、なるべく多くの患者を「さばく」ようになり、医療的な判断も、患者への応対の態度も、質が下がってしまします。そうして診療の質が下がれば、結局は、クリニック全体の信頼が低下して、患者が離れていってしまうのです。患者のなかには、危機的な状況にあるメンタルヘルスの初診など、どうしても時間が掛かってしまう患者もいます。おそらく歩合制では、そうした患者に時間をかけて診療することなどできないはずです。メンタルヘルスの患者は検査などもさほどしないため、出来高払いの保険制度下では、単価も低いことも多いのです。しかし、そうした方にこそ、心を開いて丁寧な診察をし、時には患者の涙をしっかり受け止めることなどが、結局は巡り巡ってクリニックに金の卵を産むのです。

別の似た例で、私が大学病院に勤務していたときに、私の同僚が行っていた当直バイトは、入院させた患者数に応じて給与が決まる、やはり歩合制のバイトだったそうです。当然ですが、同僚は、あまり入院適応がない患者に関しても、何かしらの理由を見つけて入院させることに努めていました。そして、おそらくその病院の地域では、「あの病院は、受診するとすぐ入院させられる」という噂が立っていただろうと推測します。それが結局は患者離れにつながっていくため、ますます利益確保のために無理に入院させたがる、という悪循環にもなるのです。

この2つとは逆の例で、私のクリニックの地域で、とても献身的で理想的なケアを行うことで有名な病院がありました。優秀な職員も集まり、皆で理想に燃えて手厚いケアを患者に提供していたのです。きっと数多くの患者の涙も受け止めていたことだと思います。しかし医療機関で質の高いケアを提供するというのは、そこに人的資源を割くということであり、そのケアに見合った人件費がかかるということです。ケアの中心を担う医療職の給与は決して安くはありません。結局その高いケアが有名であった病院は、突然、経営破綻してなくなってしまったのです。私も寝耳に水でしたが、あとで聞くと、働く職員にも直前に通達されたとのことでした。もちろん私も外野なので事の詳細までは知りませんが、おそらく財務諸表を見れば、経営破綻のずっと前から、そうなることは予想できていたと思います。まったく対策をしていなかったことではないと思いますが、急な破綻というのは経営的にはいかにもずさんですし、結局は地域の患者のみならず職員の人生にも多大な悪影響を与えてしまいます。職員が「ガチョウの世話」に集中することは好ましいとは思いますが、経営者に「金のたまご」の管理ができていなかったのだと思います。

金のたまごと別の例えでいえば、利益は「果実」です。果実を得るためにできることは、果樹に適した土地を選び、土地を耕し、果実を選んで種を植え、水を与えて必要な剪定・除草・防虫を施すことまでです。果実は樹木にしかつくれませんし、果実ばかり注目すると樹木全体のケアがおろそかになります。そして樹木のケアと同時にしっかり、果実の大きさや数を確認して、努力に見合っているか（採算が取れているか）を確認し、見合っていなければ樹木を育てる環境を見直す。財務の安定とは、結局はこの両者のバランスをしっかりとることなのです。

メリット2　患者ニーズに合った医療を提供できる

患者中心の医療の方法

クリニック経営では、いくら質の高い医療サービスを提供できたとしても、患者にそのニーズがなければ、経営は成り立ちませんので、いかに的確にニーズを把握して医療を提供できるかが重要となります。病院経営においては「病気の正確な診断と的確な治療」が求められていることがほとんどであるため、意識的にニーズを探る必要はあまりありません。もちろんプライマリ・ケアの現場も医療現場ですので、技術者とて、病気の診断や治療をすることが求められていることには変わりはありませんが、もっと細かく多様なニーズが複雑に絡み合うことが多いのです。

　ここまで家庭医の特徴として、検査に過剰に頼らない臨床推論を重視することや、心理面・社会面・ナラティブ・患者をとりまく環境を含めた患者の全体像を理解すること、さらに地域のニーズを把握することや、それに合わせて提供する医療サービスも形を変えることなどを示してきました。家庭医のそうした特徴は、プライマリ・ケアの現場の複雑に絡み合うニーズを探り出すことに長けています。そうしたアプローチの基本が「患者中心の医療の方法」です。家庭医の研修では、専攻医が最初に教えられる、「一丁目一番地」の概念であり、専攻医だけでなく、専門医となったあとも、家庭医である限り生涯自己研鑽し続けるトレーニング方法でもあります。

　患者中心と言われれば、どの医師も患者のことを中心に考えるのは当たり前だと答えると思います。しかし家庭医で扱う、患者中心の医療の方法とは、そのようなお題目や理念ではありません。英語ではPatient-centered clinical methodといい、トレーニングできる「メソッド」なのです。1968年、カナダで家庭医療学講座が創設されたウェスタンオンタリオ大学においてBPSモデルなどの概念も統合し、家庭医養成の実践的な方法論として確立しました。今や全世界の家庭医養成だけでなく、医学生の基礎教育などに使っている国もあります。

①健康、疾患、病気の経験を探る

まず患者中心の医療の方法は図3のように概念化されて、①健康、疾患、病気の経験を探る ②全人的に理解する、③共通の理解基盤を見いだす、④患者―臨床家関係を強化する、という4つのコンポーネントで構成されています。

第1の、①健康、疾患、病気の経験を探るコンポーネントは、117ページの図4で示すように疾患、病気の経験、健康という3要素と、その下に、統合された理解があります。

疾患という要素は、従来の医学の方法のことであり、抽象化された疾患へのアプローチです。病態生理に基づく客観的な情報を集めるため、適切な病歴と診察をし、必要なら検査を追加して、診断名をつけ、適切な治療を行うという、普段から臨床家が行うアプローー

図3　患者中心の医療の方法：相互に作用する4つの構成要素

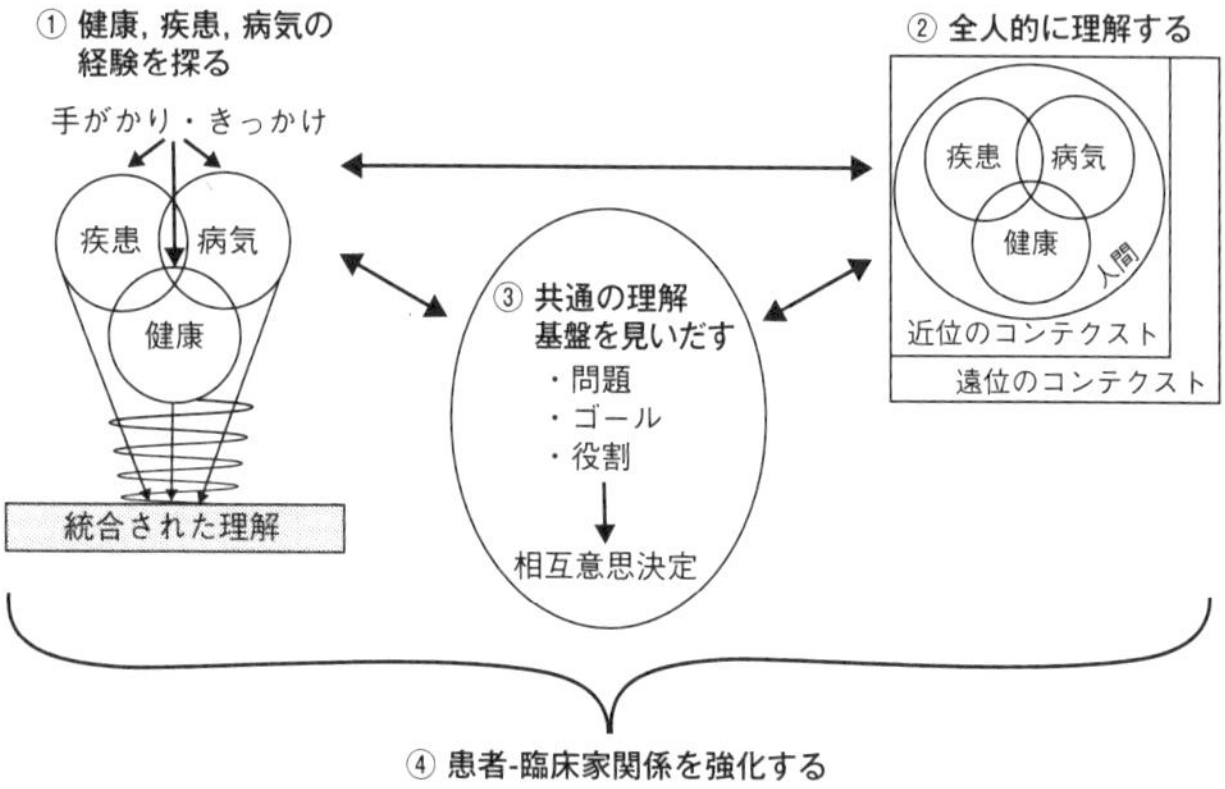

出典：葛西龍樹監訳『患者中心の医療の方法』原著第3版、羊土社、2021年

チです。患者中心の医療の方法は、従来の医療の方法を否定してはおらず、それも取り込んだうえで、新たなアプローチへ統合を目指すものです。ただし、患者中心の医療で求める「疾患」のアプローチは、あくまで臨床推論に基づく病歴聴取と身体診察を基本にしたものです。それをおろそかにして、検査偏重で診断や治療をすることは、求められていません。

次に病気の経験という要素です。これが、疾患の抽象化の過程でそぎ落とされてきた、個々の患者特有の主観的な経験を、しっかりと拾い上げるという過程です。

患者の主観的な経験を知るためには、ま

図4　患者中心の医療の方法：健康、疾患、病気の経験を探る

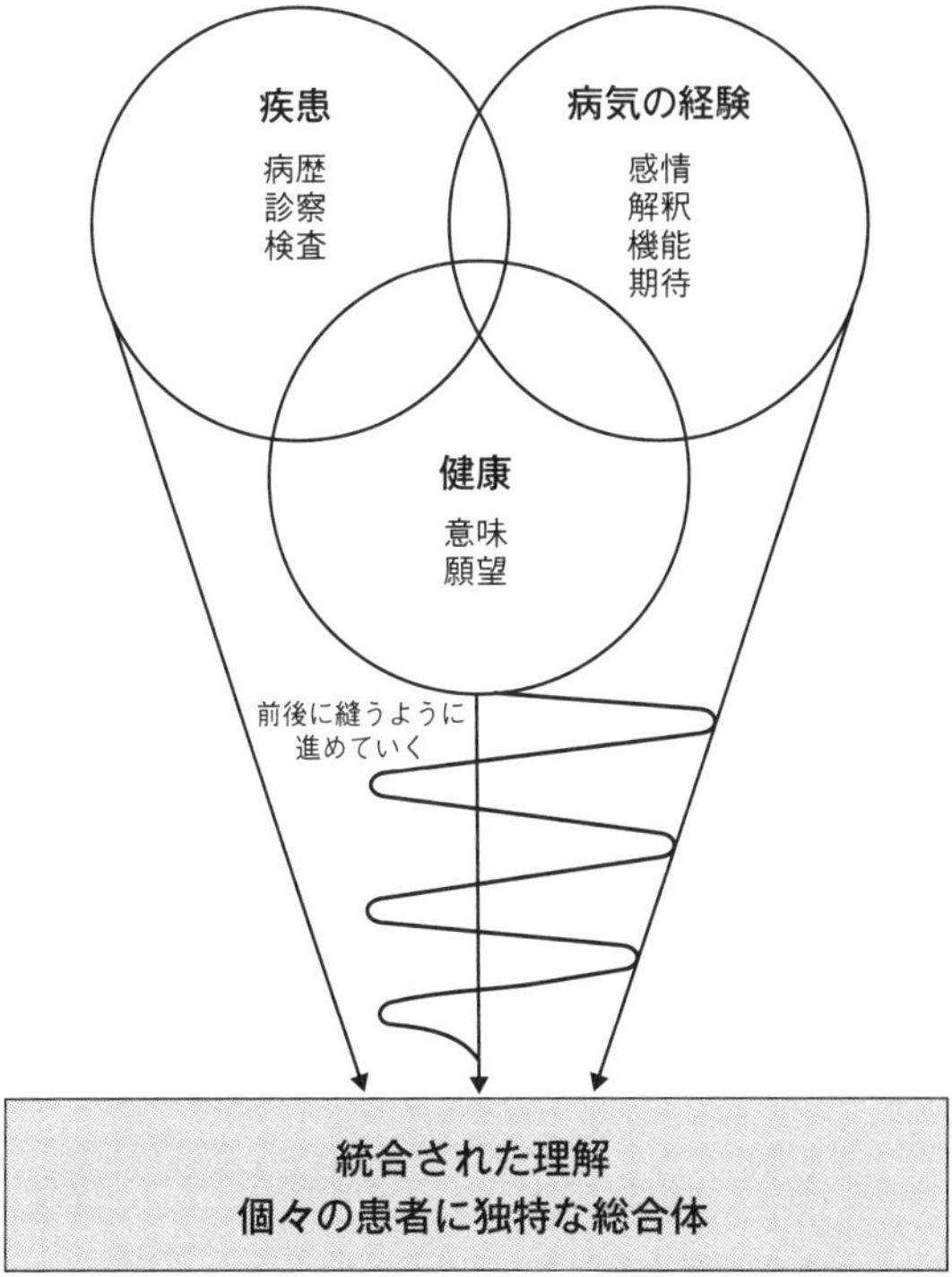

出典：葛西龍樹監訳『患者中心の医療の方法』原著第3版、羊土社、2021年

ず、患者が今どのような「感情」を抱いているのかを知る必要があります。患者は基本的に何かの病気になっているので、不安や恐怖は多くの人がもつ感情ですし、もしかすると何かに怒りを感じている場合もあるだろうし、悲しみに包まれている場合もあります。

次に患者の、医師に対する「期待」の明確化です。何らかの検査を望んでいるのか、それともしっかりと話を聞いてもらいたいのか。患者によって求める内容は違ってきます。

さらに自分の疾患に対する、患者自身の「解釈」も欠かせません。例えば腹痛を感じている患者の親が大腸がんを患っていたりすれば、自分も同じ病ではないかと考えるが自然な流れです。

そして最後に、自分の体調が生活に与える「影響」も見逃せない要素です。体調は良くないけれど、仕事を休んでしまうとほかの人に迷惑をかけてしまう場合などは、簡単に休めないなどの状況も推測できます。

そして、患者のこうした病気の経験のなかに、真の受診の理由や、患者のニーズが隠れているのです。例えば同じ「風邪」という疾患のラベリングをつけられるとしても、診断はしてほしいが薬はなるべく飲みたくないのか、対症療法薬が欲しいのか、抗生物質（通常の風邪では医学的に出していけない）の処方を求めているのか、新型コロナウイルス感染が心配で検査をしてほしいのか、自分は受診したくなかったけれど家族からうるさく言われて受診したのか、会社に出す診断書が欲しくて受診したのか、人によってその受診動機やニーズはさまざまです。そしてそのニーズによって。こちらの処方や説明などのアクションも変わってきます。

風邪というラベリングをしたうえで、軽い病気だから、風邪薬だけ出して経過観察という対応だけしかしない場合、結局患者は「話を聞いてくれない」「この医者は自分のことを理解してくれない」という不全感が生じ、リピーターにならないだけでなく、そうした不満を自分の周囲に愚痴ることになるので、地域に悪い口コミが広がってしまうのです。

とりわけ経営的な意味で、内科や小児科にとっての風邪は注意が必要です。なぜなら風邪は、患者との出会いになることが多い病気だからです。普段は別のクリニックがかかりつけなのに、なぜか急に風邪で受診する患者がいます。そうした患者のなかには、転院のための様子見で受診していると感じられる方もいます。そんなときに、私はついつい、身を乗り出して患者の話を聞いたり、やたらと深くうなずいたり、大きな声で笑ったり、アイコンタクトをとったり、病状の説明をより詳しくしてしまったりなど、普段の診療の1・5倍ほどの意気込みで診察してしまいます。

さらには3つ目の要素は、患者の健康観を聞くことです。私の患者で、舟木一夫と氷川きよしのコンサートに行くことを、何よりの生きがいにしている人がいます。診察のときに「来週はコンサートに行く」などとうれしそうに語っていたのですが、次の診察のときにコンサートの感想を聞くと、本当に楽しそうにコンサートの思い出を語ってくれるだけでなく、「点滴して車いすで来た人が、コンサートでは立ち上がっていた。その人にとって生きがいなのだと思う」などの感想まで語ってくれました。舟木一夫と氷川きよしのコンサートはこの人にとって、健康に過ごすための目標そのものであり、こうした、患者にとっての健康の意義や、健康に関する人生の目標や目的、を探ることが健康観なのです。

病気の経験や、健康観を聞くときに気をつけなければいけないことは、医師のほうから心を開いて接するということです。こちらが心を開いていない状態で、「ご心配なことはありませんか?」「あなたにとって健康はどういうものですか?」などと形式的に質問されても、「ご一緒にポテトはいかがですか?」とマニュアル的に言っているようにしか聞こえません。

医師から患者に心を開くということに、違和感や抵抗感を抱く人も多いと思います。それは、従来の医療の方法が疾患の抽象化という利点を得るために、医師は技術者や科学者の立場を選び、医師と患者が感情的に交流してはいけないと、無意識に教わってきたからです。しかし患者にとって見れば、自分の不安や苦しみに対して、医師は無関心だと思われることになりますし、開業医であれば受診を敬遠されることにもなってしまうのです。

疾患、病気の経験、健康（観）の確認は、「前後に縫うようにすすめていく」とあります。疾患のことを聞きます、次に病気の経験のことを聞きますと、形式的・チェックリスト的に確認するのではなく、あくまで自然な会話の流れのなかで、行ったり来たりして少しずつ重ねるように確認していくということです。もちろん急性疾患で重症である場合などは、疾患にフォーカスした病歴聴取や診察が中心になりますが、普段の定期診察のなかでは、回を重ねながら、ゆっくりゆっくりと患者の全体像をつかんでいき、患者を総合的に理解していくのです。

ナラティブにより患者を総合的に理解するのは、慣れるまでは時間の掛かる作業です。

家庭医の研修トレーニングでも初めのうちは、一人の患者に対して1時間ぐらい掛けることもあります。それこそ患者のほうが疲れてしまい、話すことを止めてしまうケースもあるほどです。

しかし、いつまでも同じように長い時間が掛かるかといえば、決してそんなことはありません。慣れてくると、診療時間はどんどん短くすることができます。そのうちに患者自らが意識することなく、いろいろ語ってくれるレベルにまで到達できます。

その際に初回や2回目などわずかな診察の機会だけで、患者の総合的な理解に至るまでの話を聞き出そうとする必要はありません。

そもそも初診の場合、患者は何らかの生物医学的な問題を抱えていることがほとんどです。例えば健康診断を受けて高血圧を指摘されたために受診しに来た患者に対して、「あなたにとっての健康の意味は何ですか」といきなり聞くことはしません。

まずは血圧を評価して、必要な場合は降圧剤を処方する話もしたうえで、塩分制限もしてくださいなどとアドバイスをします。ここまでは家庭医に限らず内科医でも同じです。ただ内科医と家庭医との違いは、ここで診察を終了するのではなく、そこから患者との関係を深めていく点にあります。

その患者が次に診察を受けに来たときに、食事以外に気をつけたほうが良さそうな問題がないかと、少し突っ込んで聞いてみたり、もし何らかの習慣で問題がありそうな場合は、なぜその習慣を続けているのかと、さらに深掘りしてみたりすることが家庭医には求められます。すると、その患者がどのような健康観をもっているかが少しずつ見えてきます。あるいは家族構成や家族の問題が、健康に何らかの影響を及ぼしているケースもあります。

②全人的に理解する

第2の、②全人的に理解するコンポーネントは、第1のコンポーネントである疾患・病気の経験・健康（観）を含みさらに広く、人間、近位のコンテクスト、遠位のコンテクストに覆われています。

この全人的に理解するというコンポーネントは、よくパズルのピースに例えられます。

つまり、そのパズルのピースに書いてあるものは、ピースを見ているだけでは何かは分からないが、パズルの周囲の全体像を完成させていくと、そのパズルのピースに書いてあるものが何か分かる、というものです。

ひとつめの「人間」は、病の経験や健康（観）以上に、その人自身がどのような人生経験を積んできたか、そのライフヒストリーを聞くことや、その人個人の発達段階（思春期・壮年期・老年期など）における課題を理解するということです。

軽度の頭痛で受診された30歳代の女性の患者に、ある家庭医が診察上、緊張性頭痛などの機能性頭痛だと考えて、病状説明し、内服処方をして帰宅させようと思いました。しかしその患者は頭部ＣＴを撮りたいと強く希望し、今はその必要性は低いことを説明しても、頑として譲らなかったのです。なぜＣＴを撮りたいのか素直に聞いてみたところ、最近、親友を脳腫瘍で亡くしていて、その親友も最初は診療所で普通の頭痛だろうと扱われていたのですが、結局は脳腫瘍で手遅れになったとのことでした。また、この方は幼少時に母親を胃がんで亡くしており、父と祖母に育てられたものの、母がいないことでとてもさみしい思いをしていたとのことです。その患者の子どももまだ小さく、自分と同じ思いをさせたくないという思いや、母ががんであることから、がん家系ではないかと考えていたのがCTを撮りたがった理由でした。このように、患者の過去の人生経験は、そのときの病の経験や認知に大きく関わってくるのです。

もしここで、やはりCTは必要ないからと医師が突っぱねていたら、この人は別のクリニックを受診して、二度とこの医師のもとには来ないと思います。うるさい患者だからと、理由も聞かず患者に従い、CTの予約をとったとしても、患者の目的は達せられますが、医師のことを信頼するというところにまでは至らないはずです。また理由を聞くとしても、「なんでそこまでCTを撮りたいんだ!」などと非難口調で聞いたとしたら、やはりここまでの話は出てこないと思います。たとえ医師が自分の意見とは違うものであっても、医師が心を開いて、相手の経験や感情や理由に興味をもって尋ねるからこそ、相手も心を開いて素直にその背景を語ってくれるのです。

2番目と3番目の「コンテクスト」とは、日本語では背景のことです。患者をとりまくさまざまな背景の環境要因が、疾患の発症や増悪、また病気の体験にも影響を与えるのです。

「近位コンテクスト」とは、家族、家計、教育、職業、趣味・娯楽など、患者の生活圏のなかにあり、普段意識されている周囲や環境のことを指します。とりわけ「家族」は、家庭医にとっては大きな要因ととらえており、今回説明している「患者中心の医療の方法」とは別に、「家族志向のケア」という領域がポートフォリオでも設けられ、家族の関係性やライフイベントが重要な事例で、家族全体を評価して診療する能力が求められています。

糖尿病のある患者のことです。それまでとてもコントロールがよかったのですが、ある年の4月以後、コントロールが急に悪くなり、薬を増やすかどうかという話になりました。どうして血糖値が急に悪くなったかを聞いてみると、その方は、体育会系の男ばかりの公務員の職場なのですが、それまでは現場の仕事が多くて1日中ほとんど体を動かしていたものが、春から部署移動でデスクワークが中心となったとのことでした。さらに職場の付き合いのために、お昼は職場周囲のお店で、がっつりとカツ丼などを食べることも多くなったとのことでした。部署の皆で出かけるため、なかなかお昼を断るということもできないようです。

このような人に対して「いま3500キロカロリー以上摂取してますから、2700キロカロリー以下まで減らしましょう」「そのためにカツ丼を食べるのはやめましょう」などの食事指導は無意味どころか、信頼関係を失います。それよりも環境は変えられないことを前提に、「カツ丼のご飯は小盛りで頼みましょう」とか「カツ丼でなく親子丼にしましょう」とか「今の部署にいるうちは諦めて薬に頼りましょう」とか「デスクワークになって、早く帰れるようになった分、帰りは電車を使わず一駅歩きましょう」などの患者のコンテクストに即した妥協案のような指導が、現実的であり患者の信頼を得ることができます。ただ、本当に職場環境が本人の身体や精神に危険であると判断した場合は、直接その職場や職場の産業医に連絡をとり、環境調整をしてもらうことなどもあります。

こうした職場などの影響のほか、「家族が大きな病気にかかって入院してしまった」とか「とても大切な試験が迫っていたりして、今はすべてそれに集中しなければならないため健康管理どころでない」などもよく見かける近位コンテクストの例です。そうした背景をしっかり確認することができれば、例えば試験勉強で運動できないと訴える人に対して「週に2日でよいので、勉強の合間に軽く10分ほどストレッチしてみてはどうか。ずっと勉強に集中しているより、ときどき体を動かしたほうが勉強の成果が上がりますよ」などとアドバイスできるようになり、患者も納得して取り組んでくれる可能性が高まるのです。

「遠位コンテクスト」とは地域、文化、宗教、経済状況、ヘルスケアシステム、地域コミュニティ、メディアなど、患者や周囲の人もあまり意識されなかったり、コントロールできない範囲で大きな影響を与えていたりする環境要素のことです。

BPSモデルの説明で出した、新型コロナウイルス感染の流行から、倒産、離婚、アルコール依存症、肝硬変になった事例なども、遠位コンテクストの例です。その他例えば、「ワクチンは打ちたくない」「なるべくオーガニック食品しかとりたくない」などと考える親で、自分と同じ考えのソーシャルメディアの影響も大きく受けて、子どもにまったくワクチンを打たせていなかったり、子どもがひどいアトピー性皮膚炎なのにステロイド外用剤を絶対に使わなかったりする親なども遠位コンテクストの例ともいえます。メディアの例は、昨今はテレビではなくスマホで自分の好きな動画やSNSを見る機会が増えたため、より自分好みの考え方に傾倒しがちになり、より影響力が大きい遠位コンテクストとなっています。

このように、疾患や病の体験を理解するだけでなく、ライフヒストリーや近位／遠位コンテクストを理解することにより、パズルが完成するかのように、より患者の全人的・多層的な理解が深まっていくのです。

③共通の理解基盤を見いだす

意思決定は、①②がすべて終わった最後にだけ行われるということではありません。そもそも、病の体験、健康観、コンテクストなどは常に変わり続けるものでもあり、終わるということもないのです。③共通の理解基盤を見いだすコンポーネントは、意思決定が必要な場面であればいつでも用いられます。

共通の理解基盤を見いだすためには「問題の同定」「目標の設定」「医師と患者との役割の決定」の3ステップが必要です。

まず「問題の同定」では、医師が考える問題点と、患者が考える問題の認識が一致し、医師の説明が患者の解釈する世界において意味をなしているか、意味と認知の違いがないかどうかなどを確認します。

②で述べた頭痛で頭部CTを撮ることを強く希望した患者を例にとると、患者に素直に

理由を語ってもらったことによって、医師が抱える問題点と患者が抱える問題点には、次のような違いがあることが分かりました。

〈問題点〉
患者：友人や母のように若くして脳腫瘍で死んでしまい、子どもが残されること
医師：頭痛の原因同定や症状緩和

患者が脳腫瘍であるかもしれないと解釈し、それで死ぬことを心配している以上、緊張性頭痛の説明やＣＴの必要性の低さを訴えても、患者の解釈する世界においては意味をなしていません。

次は「目標の設定」です。ここでは、病の体験における、患者の期待と解釈の把握が重要です。もし意見の不一致が見られるときには、医師が柔軟な対応をしてすり合わせることによって、共通の理解基盤にたどり着きやすくなります。

②の例の続きを話します。医師はまず、友人や母親の死という患者のつらい経験に共感し、その経験を語ってくれたことについて感謝を告げました。そのうえで「もし脳腫瘍であったならば、現在の病歴や身体所見とは合わない可能性が高い」こと、また「もし脳腫瘍であったとしても、短期間で進行するものではないので、まず緊張性頭痛として治療して改善がないときに調べても、手遅れにはならない」こと、そして「脳腫瘍なら緊張性頭痛の治療で症状は改善しない」こと、「もし脳腫瘍を疑うならばCTではなくMRIのほうがよいこと」などを、本人の質問に答えるかたちで告げました。その過程で、患者は現在妊娠はしていないが、もう一人子どもが欲しいために避妊も解除していることも知ったため、特にCTは控えたほうが良いことも伝えました。

〈目標の設定〉
患者：（当初）脳腫瘍を否定する　→（相談後）自分の安心
医師：（当初）頭痛の除去　→（相談後）患者の安心

最後は「医師と患者の役割の決定」です。目標達成に対して、お互い何をすべきかを決めます。これは患者の必要性に応じて絶えず変化する可能性があります。

この例では、患者との相談のうえ、まず緊張性頭痛として治療を開始し、2週間後に再診として様子を見て、改善がない場合や脳腫瘍を疑う症状が出た場合は、MRIの検査か専門医に紹介するという方針としました。

〈役割の決定〉

患者：医師の治療に従い再診する。治療の効果やほかの症状を告げる

医師：まず緊張性頭痛として治療し、効果を確認する

　　再診時に改善がなければMRIや専門医紹介する

このように、患者と「交渉」することによって、お互いが共通の理解基盤にたどり着くことを目標とします。

患者と話していて「何かずれを感じる」という場合には、まず問題点の同定として、疾患情報だけでなく、病気の主観的な体験や健康（観）、ライフヒストリーやコンテクストなどの情報をもとに、患者のどこに問題点があるのか、また自分自身は医療者として何を問題としているのか、整理して確認し直す必要があります。

そのうえで、なるべく医療者が柔軟な対応をして目標設定をすることや、その目標達成のためのお互いの役割（やること）を確認するという過程を経ると、患者も医療者も双方が納得できる意思決定ができるのです。

こうした、患者の真のニーズまで丁寧に掘り起こしたうえで、双方が納得できる意思決定にまでもっていくことができれば、患者も自分もかなり満足度の高い診療となります。その結果、何より患者から得られる信頼は相当高いものとなり、自分もまた患者を信頼して、患者と良いパートナーシップを築けている、という感覚を得ることができるのです。

④患者――臨床家関係を強化する

最後のコンポーネントは、①～③までのコンポーネントを繰り返すことにより、確固とした患者─臨床家関係が強化されていくという過程です。

まず、患者と医師の関係が開かれた状態で、〝医師〟という記号や〝疾患名〟というラベリングではなく、「○○先生」と「××さん」という個人的な継続関係が、その癒しの関係を強化することになります。あたかもそれは、個々の診察の下を流れる川の流れにも例えられます。

そして、あくまで患者と医師の関係は、どちらか一方（特に医師）が支配的な関係とならないことが大切です。長期的な関係ではあるけれども、医師が患者に対して支配的な関係にある、という例もよくあります。特に医師は、意識的に主導権を患者と共有して、患者とケアの専門家同士のパートナーになることを目指します。患者と「専門家同士」というのが変に聞こえるかもしれませんが、患者は自分自身の専門家なのです。そして家庭医はアメリカの一般向けのキャッチコピーにあったように、「××さんの専門医」を目指しています。つまり二人とも××さんの専門家同士なのです。

科学技術の進歩と疾患の抽象化により、従来の医療の方法論は、医師をヒーラーから有能な技術者にしたと書きました。しかし、とりわけプライマリ・ケア現場において、医師の役割は技術者と同時にヒーラーであることも、患者からの大きなニーズなのです。まずヒーラーであるために最初に必要なことは、患者ごとに固有で個別の苦しみを理解することです。医師が感情を聞き続け、感情的な交流を繰り返し、患者にとって悩みを打ち明けられる存在になっていく必要があります。

そうしたヒーラーになるためには、感情を開くだけでなく、自分の感情や思考を見つめ直し続けることで、「感情的に成長」していかないといけません。自分自身の愛情や憎悪や依存などの感情と向き合いながら、患者との感情的交流を続けて、感情的にも成長させていく必要があるのです。そうしたことの繰り返しにおいて、患者ニーズに合った医療も提供できるようになってくるのです。

感情的な成長が、クリニックの経営に関係があるのかと思われる人もいるかもしれませんが、とても重要なことです。もし友達から「病気の話を丁寧に聞くだけではなくて、病気でつらく思っている気持ちも聞いてくれるし、自分の好きなことや嫌いなこと、家族や仕事のことまで理解してくれるし、治療の方針も自分が納得するまで話し合ってくれて、とても信頼している先生がいる」という話を聞いたら、きっとその先生に会ってみたくなるはずです。こうした患者中心の医療の方法を通じて、感情的に成熟した対応をすることで、患者ニーズに合った医療を確実に提供することができるのです。

メリット3　経営が安定しスタッフも定着する

連携するスタンスがスタッフを育てる

家庭医のポートフォリオの領域には、12に「チーム医療・ケアの調整や移行」があります。その学習目標は「さまざまな医療／福祉／介護専門職の協働が必要である患者に対し、ケアやその移行の問題を取り上げ、多職種連携や地域医療連携のチームに関する今後の改善点について議論できる」と記されています。つまり家庭医は、その教育課程でチーム医療の進め方を学び、実践した結果としてのポートフォリオ作成まで行います。また、研修機関にもよりますが、少なくとも診療所や小病院の研修では、スタッフと専攻医との物理的・心理的な距離が近いことも多く、実際に日々の研修でも実地のなかで院内の他職種スタッフとの連携のやり方を学んでいきます。

その経験はクリニックを開業してからも活かされることが多く、研修の日常診療のなかで行われた、ともに仕事をするスタッフとの自然な連携の経験は、クリニック開業後のロールモデルになることが多いのです。自ずと家庭医は、開業後もクリニック内のスタッフに対して同じチームの一員としての認識を果たすようになり、チーム全体でのパフォーマンスを追求するようになっていきます。常にそのような意識をもって医師が動いていれば、その意識は自然にスタッフにも共有されていきます。

それと同時に、立場こそ経営者と従業員という関係性であったとしても、スタッフをチームの一員として配慮する姿勢は、具体的な行動として示されて経営者への信頼につながるので、結果的に職員の離職率は低下して定着率が高まるのです。

職員の定着率が高まれば各スタッフや従業員の熟練度も高まるため、当然各自のパフォーマンスも高まっていきます。その結果として、同じ診療時間でもより多くの患者を診察できるようになり、かつスタッフが接した患者の満足度も高まっていくのです。

患者の満足度を高める場は、医師の診療時だけとは限りません。クリニックに患者が入った瞬間から、つまり入り口でスタッフが患者を迎えた時点から、患者はさまざまな感触を得ているのです。患者がクリニックに入ったときに、受付スタッフがひと言も声を掛けず、顔さえ上げないような対応と、微笑みを交えてひと言あいさつする対応とでは、患者の受ける印象は正反対となります。

こうした患者に対する受付スタッフや看護師の応対の違いは、時に医師の応対以上にクリニックの印象に結びつき、口コミにつながることも多いのです。そして患者への悪い応対は、指導するのではなく、医師自身が模範となる応対の実践や、事務員をチームの一員として尊重する姿勢がないと、変わるものではありません。

また、人柄の良い人材を集めるためには、まずは医師が自分自身の患者や職員への対応において人柄の良い対応をしていることが求められます。郊外や地方都市では従業員のほとんどはその地域の住民です。特に開業後の雇用であれば、すでに住民としてクリニックの評判を聞いていたり、実際に患者として受診していたりすることもあります。そうした評判や患者としての経験を通して、人柄の良い対応を受ければ、そのクリニックで働きたいと思うように考えるのは自然なことです。私の経験上、そのような対応を受けて自然に働きたいと思う人には、高確率で人柄の良い人が多いです。

もう少し正確にいえば、患者にも従業員にも人柄を重視する環境づくりをしていれば、その環境に適合する人が集まりやすいだけでなく、仕事を通してそうした環境に適応し、人柄の良い対応を行うようになっていきます。人柄や態度は、言葉や知識でなく、トップがそれを実践する姿を見せ、同僚がそうしたことを大切にする環境にいて共感する場合のみ、時間をかけて感情的に成長・変化するものなのです。そして従業員の感情的な成長度が高いクリニックでは、従業員満足度も高く、離職率も低くなるため長く働く従業員が増えて個々の業務の熟練度も高くなります。結果として集患に結びつくというだけでなく、患者満足度や診療・対応の質を下げずに、集まった多くの患者を効率的に診療することもできる、という好循環を生むのです。

患者の気持ちがスタッフを育てる

クリニックが求人を出した場合、そもそも「家庭医」という言葉や役割が一般的に知られていないことや、標榜科でもないため、家庭医が運営するクリニックという認識で求人に応募する人はほとんどいません。

しかし、そのような人たちにあらたまって家庭医を仰々しく説明する必要もないかと思っています。医師として実際に患者と接する姿を見てもらい、仕事を通じて家庭医のあり方を体感することで理解してもらっています。

初めて私のクリニックで働くスタッフからは、看護師でも事務員でも、診療の幅の広さにまず驚かれます。内科と小児科はもちろん、皮膚科、整形外科、メンタルヘルスなど、コモンディジーズは何でも受け入れます。この幅広い患者対応を、大変ではありますが新鮮な体験と感じてくれます。慣れるとクリニックでは医療的な問題を幅広く診るだけでなく、健康問題全般を幅広く診るのだと理解してくれます。

また専門医が疾患を基準として診察していくのに対して、家庭医は疾患だけでなく、患者の病気の体験や背景も含めて、患者を一人の人間としてまるごと受け止めようとします。まず目の前の患者が、どのような感情のナラティブなどをもっているのかを知ろうとします。患者の話をまずは遮らずに傾聴し、その人生の歩みまで聞き出そうとしたり、家族構成の状況などを全体的に理解しようとしたりします。そうしたことを通じて、患者を癒やす機能も意識的に担っている光景は、初めて家庭医のもとで仕事をするスタッフにとっては、とても新鮮な体験となるはずです。

一連の業務を通じてスタッフには、家庭医とは単に医学的側面から患者を診るのではなく、患者一人ひとりの全体をとらえ診ていく医師であると肌で感じてもらえるようになります。その結果、看護師や事務員も、家庭医が必要とする事前情報を集めてくれるようになるだけでなく、看護師や事務員たちの患者への接し方も、まずは患者に対して心を開き、生物医学的側面だけではなく、病の体験として患者は何に悩んでいるのか、また家族背景や生活背景はどのようになっているのかといったことを確認するなど、家庭医的な接し方となっていきます。

ホームページには家庭医としての診療内容は一通りの説明は書いていますが、患者が事前にそれを理解しているケースは、どちらかといえば稀です。多くは、最初は内科や小児科的な問題などを扱ううちに「実は皮膚も荒れていて」とか「膝が痛くって」などと話が広がり、徐々に家庭医の役割を体感していきます。医師の診察でも自然とそうなりますが、家庭医の役割を理解するスタッフと患者の話でも、自然とさまざまな健康問題について相談してくれるようになってきます。医師だけでなく、スタッフも傾聴して対応するようになると、患者もより気持ちが楽になり満足感も高まります。その満足感や感謝の気持ちを、患者が帰りがけにスタッフに一言伝えてくれることもあります。

そうした帰りがけのひと言が、スタッフを感情的に成長させてくれます。医師だけでなくスタッフを含めた家庭医の診療所全体が、患者や地域に対してどのような役割をもっているのかが、最も自然な形で伝わるのです。レクチャーなどを通してスタッフに「家庭医とはこのような医師である」と伝えるよりも、よほど納得感のある伝わり方となります。そして医師の診察だけでなくクリニック全体として患者に家庭医としてのサービスが提供できる医療機関に成長していくのです。

メリット3を実現するためのアドバイス

患者の前では、医師とスタッフは対等な関係を徹底する

スタッフとの関係性について、雇用主と従業員という単純なとらえ方は避けるべきです。雇用主として果たすべき責任をきちんと認識したうえで、基本は患者の前では医師もスタッフも対等であると考えます。もちろん医師と看護師、あるいは事務スタッフでは、患者に対して果たすべき役割は異なります。しかし、患者に向き合う姿勢は同じです。ク

リニック内でもチームを組み、職種間の連携を図りながら、個々の患者と向き合います。こうした院内の体制ができていれば、結果としてスタッフの心理的安全性も高まる環境が構築されていきます。

私がこのような体制づくりを心掛けるようになったきっかけは、過去に働いた職場の環境です。いろいろな職場で働きましたが、医師を「お医者様」と過剰に敬うことが暗黙の了解であるという雰囲気がある医療機関では、結局は医師と他職種のスタッフとのコミュニケーションが乏しくなり、本来伝えておいたほうがよいはずの患者情報までもが伝わらなくなることがあるのです。

さらに以前の職場がそうだったのですが、クリニック内の職種や部署ごとに物理的な壁がある場合、それが心理的な壁にもなり、部署間の連携がおろそかになったり、時には部署間で反目したりするようなきっかけになってしまうのです。そのため私は、クリニックの設計は、医師も含めてとことん部署間の壁がない構造にしました。最低限、患者とバックヤードを隔てる壁しか設けていません。院長室も医師の医局もなく、バックヤードには一つの広い共有スペースと共有テーブルがあり、すべての職員がそこにいます。院内ならどこに座っても無線ＬＡＮでカルテの閲覧もできる状態で、事務員も含めて1人1台は確実にＰＣを扱えます。物理的な環境からも、全職種がフラットであることを心掛けました。

時に開業した経営者と話していると、無意識のうちに「あいつらは……」などという上から目線な表現で、スタッフを一括りにしている人がいます。家庭医は患者一人ひとりと向き合う姿勢を重視しているため、スタッフに対しても同じように丁寧に向き合っていく姿勢が自然と身についている人が多いと感じます。だからこそスタッフと自ら壁をつくる感覚にも違和感をおぼえるのです。

こうした雇用主としてスタッフを潜在的に下に見る行為は、スタッフへの無意識の態度として反映されます。スタッフとの間に心理的障壁が築かれ、スタッフが雇用主を信頼できなくなる可能性も高まります。これでは悪循環を生み出すばかりか、業務上の不満が人間関係の不満にもつながり、最終的には離職率の高さや、患者数の減少といった経営不振にもつながってしまうのです。

病院のシステムにおいて医師は、とりわけ指示を出すという役割を担っています。そんなシステムのなかにしばらくいると、どうしても医師が上だという意識が染みついてしまいます。医師が立場的に上と扱われがちな大病院で長期間働いてきた場合、他職種の従業員を下に見る態度が身につきやすいといえます。病院では臓器や疾患にフォーカスをあてて、医師は有能な技術者・専門職人・観察者の立場で、人体を臓器に区切って理解をする対応が基本となります。専門性を成り立たせる課程では、患者との感情的なやりとりだけでなく、職員との関係も、無意識のうちに排除されやすくなるのです。

プライマリ・ケアの機能を担うことを意識してクリニックを運営していくためには、医師が偉いと考えていては業務本体に支障をきたします。これが病院とクリニックの大きな違いです。病院では、患者から自然とお医者様として扱われることも多いですが、街のクリニックのプライマリ・ケア現場は、技術者としての疾患の診断治療を求めると同時に、患者はヒーラーに癒やしを求めに来たり、医師やスタッフの顔を見て安心したりするためにくるのです。

だからこそプライマリ・ケアの現場で患者に最善を尽くすためには、臓器や疾患だけでなく心理面、社会的面も含めた、全体のＱＯＬを高めるというケアを提供する必要があり、そのためにはスタッフとフラットな関係性を維持して心理的安全性を高めておくことが必要条件なのです。

もちろんすべての家庭医が常に対等な立場を心掛けることができているかといえば、そうではないと思います。しかし、少なくとも専門医としての能力を身につけようと学ぶ場合に、家庭医と、臓器別の専門医とでは、無意識に醸成される基本的な枠組みが異なってきます。家庭医でも、もし従業員を下に見てしまう環境で長らく働いていた場合は、開業後も無意識でそうした対応が出ていないか、注意する必要があります。

人間関係の問題に注目し面談を行う

家庭医のクリニックで働くスタッフは、家庭医ならではの環境のなかで、スキルだけでなく、人格形成も含めて自然と学びを積み重ねていきやすいと感じる人も多いのではないかと思います。

その理由の一つは、家庭医が専門医としてもつ特性や目指すものとして、スタッフも患者も、すべて対等な立場であると意識して接することだけでなく、医師がすべてマネジメントするというよりも、チーム医療として適切に権限移譲ができることにより、各スタッフの裁量権が広いと感じるからではないかと思います。チームで話し合い、それぞれが感じる現場の問題点の提案やその解決を担うことで、仕事への自己効力感が高まりやすくなります。

これは私のクリニックの自慢になりますが、実は開院してから8年間で辞めた事務や看護スタッフはたったの1人だけです。その1人も、結婚して別の場所で暮らすためであり、寿退社です。そのため、人間関係や仕事がつらい、職場の環境が悪い、待遇が良くないなどの理由で、辞めたスタッフは今のところいません。もちろん家庭医のすべてのクリニックがそうだという話ではなく、あくまでも私のクリニックに限った話です。しかし家庭医としての基本的な考え方や対応が、スタッフにも良い影響を与えた結果、働き続けたいと思う職場になっているからだろうとは考えています。

ただし家庭医だから自然とそうなるわけではありません。経営者として私が一点、ここだけはと注力しているのが、職場内の人間関係についてです。私自身、過去の職場の人間関係のせいで、目の前の患者に集中できないという何よりつらい経験を何度かしました。

そうした経験もあり、自分で開業してからは、まず自分が、可能な限り患者に関すること以外の雑事、とりわけ人間関係のいざこざに労力を割きたくないと強く思うようになりました。また同時に、経営者として職場自体を、極力人間関係で悩む人が少ない職場にしたいという思いをもつようにもなりました。

「人間の悩みは、すべて対人関係の悩みである」。これはアドラー心理学の根底に流れる概念ですし、私自身が大いに納得している考えです。仕事自体が忙しかったり、怒鳴る患者などトラブルに対応したりすることもありますが、これはすべて職責内のことと理解できます。しかし、職場の人間関係の悩みは、直接は患者の利益とは関係のない、極力避けるべき、職責外のことと私は考えています。その職責外である人間関係で複雑な問題を抱えていれば、当然、職責を果たすべき患者に集中できなくなってきます。極言すれば、職場で人間関係の問題がなく、上司を信頼して患者（顧客）に集中できる環境さえあれば、あとは従業員が「よしなに」やってくれるため、スタッフも患者の信頼を得て、患者数や収益も自然とそれについてくるのです。

私が開業するにあたっては、私がいちばん上となりますから、自分の人間関係の悩みはある程度コントロールしやすい立場ではあります。しかし職員同士の人間関係、他者の気持ちは直接コントロールすることはできません。雇用主ができるのは環境を調整することのみです。

私がそうした環境調整の一環として一つ、開業当初から行ってきたのは、全職員との定期的な面談でした。わずか20人の組織であっても、人間が2人以上集まれば、人間関係の問題が出てくること自体は避けられません。人間関係の問題は、職責外のこととは考えていますが、一方でその問題を、雇用主としてできるだけ早く芽を摘んでおきたいと思っていました。

面談といっても、普段から信頼関係を構築したうえで行うのが重要です。普段はろくに話さず信頼関係もないのに、面談のときだけ「では本音で話してください」といきなり言っても、話せるものではありません。「この人なら、向き合って話せば聞いてくれる」とスタッフが思ってくれるような関係性を常日頃から築くことができて、初めて有効な面談が機能するのです。

基本的には昼休みの時間を使って、1人あたり10分から15分ぐらい話を聞いていきます。特にしっかり聞くべき相手の場合は、昼休みなどではなく1時間ほど掛けるケースもあります。面談回数はコロナ禍で減ってしまいましたが、年に1～2回を目標としており、必要に応じて臨時で行う場合もあります。

そんななかで人間関係がギクシャクしたといった話を聞くと、部署異動ができるほどの大所帯ではないので、仕事の内容や勤務時間を少しずつ調整するなどして実際に対応しています。その程度の調整でも、上司と部下の関係が少し変わるので、お互いの気分が変わります。

根本的に解決できなくとも、まず上司や雇用主の立場として、人間関係で何らかの辛さやわだかまりがあるのだということを理解したいとは思っていますし、従業員にとってもそれだけでも少しは楽になるということはあります。また私だけが面談するのではなく、もう一人の理事である医師や、各部署の主任が、本人たちのプライベートの事情を考慮しながら、そうした人間関係の問題を聞くこともあります。人間関係の問題を解決していくにあたって、一つひとつは些細な対応でも、その積み重ねが重要な鍵となりますし、人間関係の交通整理はかなり優先度の高い雇用主の責任だとも思っています。

人間関係のことを中心に書きましたが、もちろん面談では、それだけを話すのではなく、個人の課題や今後の展望、クリニックや上司への希望など、何でも語ってもらうようにしています。基本的には自分が多く語らないよう、どんどん語ってもらうということに努めています。そのなかにクリニックをより改善させるヒントが多くつまっているのです。

スタッフを守るのも雇用主・医師の役目

患者とのトラブルは職責の範囲内とは書きましたが、いわゆるクレーマーなど度を過ぎた患者とのトラブル対応はスタッフの責任というよりも、雇用主や医師としての責任にもなります。そういった患者には、医師にもスタッフにも同じような悪質な態度をとる人もいますが、とりわけ注意しないといけないのは、スタッフと医師との前では態度を変える人への応対です。医師に対しては丁寧な受け答えをするのに、スタッフにはとても横柄な態度をとったり、なかには怒鳴りつけたりする患者もいます。

医師・雇用主としてはまずスタッフが「つらい」と声を上げられる雰囲気をつくってお

く必要があります。そのうえでスタッフの訴えを聞いた医師には、診察室での患者の様子だけで判断しない慎重さが求められます。スタッフの訴えを聞いて「そんなはずはない」と答えてしまうと、その瞬間にスタッフの医師に対する信頼感は崩れてしまいます。

こうしたケースは、まず一人でなく複数のスタッフから様子を聞きます。1回だけでなく毎回の受診でそのような態度なのか、受付だけでなく看護師へも同じような態度なのかなど、スタッフが困っていることの全体像をつかみます。さらにそうした患者へのマイナス感情があることは認めながら、単純に患者が悪いと考えるのではなく、なぜ患者がそのような行動をとるのか、そして組織全体としてどのような対応をとるのかを、医師や部署の主任、応対した当事者スタッフも交えて話し合い、組織としての対応を考える必要があります。

また最終的には患者に対して、好ましくない態度は避けてほしいという旨を患者に伝えて、態度をあらためてもらうという意見を伝える必要があります。その役回りを雇用主としてタイミング良く行えるかどうかで、スタッフからの信頼を得られるかどうか大きく決まります。直接患者に伝えるだけでは効果がないときは、公式な書類や、時に弁護士を介した対応が必要なケースもあります。しんどい役回りですが、それが雇用主や医師としての職責を果たせるかの正念場となります。

たとえスタッフに迷惑をかける行為ではなくとも、例えば親子連れでやってきた患者が、待合室で子どもを叩いたりするケースも時にあります。まずはどのような状況であったか詳しく事務員に確認するとともに、なぜ、そのような行為に及ぶのか、その背景を理解するべきです。このようなケースは特に虐待なども一つの鑑別に入ります。病気の解明だけにとどまらず、家族関係など患者の社会的背景まで踏み込んで理解することが、結果的には、診療にも関連してきます。

患者との接点となってくれる看護や事務スタッフは、医師にとってとても大切なチームの仲間です。患者を総合的に理解するためにも、スタッフから得る情報は貴重なのです。診察室で診るだけでは、なぜクリニックにわざわざ来院したのか、その理由を理解できない患者もいます。そんな相手に対しても、受付のときの話し方や話す内容、あるいは待合室での様子などを聞けば、診療に役立つ情報を入手できることがあるのです。

クリニックが一丸となって患者と向き合う、そんな姿勢をスタッフも理解してくれるよう、医師自ら患者との対応や常日頃のスタッフとの関わりのなかで、それを示すことが大切になります。

採用は人との縁を大切にする

私のクリニックでの離職率が極めて低い最大の要因として考えられるのが採用です。私は極力、人と人のつながりを大切にしたうえで、まったく知らない人を雇うよりも自分の知り合いからの紹介者、多くは現在働いているスタッフからのつてを優先して採用するようにしています。私はクリニックの立ち上げは、3人の看護師、4人の外来事務員、2人の在宅事務員と、私を含め2人の医師でスタートしました。スタートアップのメンバーは、過去に一緒に働いた経験があったりして、いろいろと地域のつてを頼って集めることができ、結局、公募はまったく行わずにスタートすることができました。

これまでにプライマリ・ケア現場のスタッフには人柄が大切と書きましたが、私がつてを優先する理由は、この「人柄」がある程度保証されているためです。人柄に問題ある人を他人に紹介したり、職員のつてであれば、人柄に問題のある人を同じ仲間として迎え入れたりすることはないからです。能力面に多少ばらつきがあっても、それは雇用したあとの教育や実地経験によって、十分カバーできます。プライマリ・ケアの診療現場は、多種多様ではありますが、難易度の高い診療行為をするわけでもありません。能力向上のスピードは人により違いはありますが、しっかり仕事をしようと考える人であれば、どの人もいずれ能力は向上していくのです。

しかし人柄、すなわちその人の仕事に対する向き合い方や周囲との人間関係のつくり方は、短時間の面接で簡単に見極められるものではありません。しかもいったん仕事に就いてもらったあとに、その人柄を教育で変えるのは至難の業です。そのため能力より人柄を優先したつてをもとにスタッフを探しているのです。

ただし、人柄の良い人を採用できたとしても、前述したように、まず医師が患者や職員へ人柄の良い対応をし、人柄を重要視する職場の環境づくりをしていなければ、せっかく人柄の良い従業員を採用できたとしても、その人柄を活かすことはできません。

周辺医療機関や民間サービスとの連携を心掛ける

院内だけでなく地域のほかの事業所との連携に取り組む際に心掛けておくべきポイントも、院内スタッフとの関係性と同様に、医者が主役にはならないということです。医師は自分を主役と考えて、上から目線で命令してしまいがちです。その相手が自院のスタッフであれば、まだ上司だからと受け入れてくれる場合はあっても、地域の事業所の職員は部下でも何でもありません。患者／利用者のケアの向上という共通目標のため、仕事上連携する、それぞれ独立したパートナー事業所の職員なのです。

地域のケアマネージャーから聞いた話ですが、訪問看護師やケアマネージャーに対して、頭ごなしに怒鳴りつける医師などもいるそうです。それをすると、職員は萎縮し、医師と連絡をとることにさらに躊躇することになります。そうなると結果的に連携のために必要な情報のやりとりができなくなり、患者のケアの質が低下してしまうのです。

私が家庭医のトレーニングを受けた施設は、医師がいる隣の部屋にケアマネージャーや訪問看護師がいて、フラットな関係で常にお互いが患者のことを相談できる関係にありました。そうした経験もあり、今の土地に来た当初より、必要なときには当然のように、ほかの事業所の訪問看護師やケアマネージャーに直接電話で連絡などをしていました。最初は良い意味で驚かれることが多々ありましたが、こちらから積極的に連絡をとると、「医師とは連携しづらい」という相手の印象も、「この先生は話しやすい先生だ」と大きく変わります。医師に対する印象が良くなれば、職員も自然といろいろな情報を交換しようとします。結果、職員たちとの連携もよくなり、患者に対するケアの質が高まるのです。

プライマリ・ケア医が果たすべきは院内や地域のハブ（つなぎ役）としての役割です。周りのスタッフが、医師という職業に対して、基本的に尊重してくれるのは医師のメリットではあります。ただそれは、あなたが尊重されているのではなく医師という職業が尊重されているだけなのです。そこを勘違いするのは、プライマリ・ケア医として致命的です。ただし、医師という職業を尊重してくれるのは、ハブの役割を担ううえでは好都合です。だからこそ、まずは医師のほうから積極的にケアマネージャーや訪問看護師など他職種のスタッフと連絡をとり、ハブとしてつなげていく姿勢が必要なのです。そうした役割を徹底すると、それが患者へのケアの質を高めることにつながり、最終的には職業としてではなく、本当にあなた自身が、地域の他職種のスタッフからの信頼を得られることにつながるのです。信頼を得られるようになれば、患者の紹介も自然に増えてきます。これは在宅医療に限った話ではなく、外来で介護保険や障害福祉サービスを利用している患者についても、こうしたハブの役割を担うことができます。

家庭医ではトレーニング中に当然のように行うことですが、あまりこうしたハブとしての機能を意識して他職種とフラットにつながろうとする医師はそう多くありません。そのため地域でハブとしての役割を担う医師の希少性が高くなり、結果として他院との大きな差別化につながるのです。

理念を共有したスタッフと地域医療に貢献できる

在宅医療は、家庭医の能力が発揮しやすい診療の場です。外来や病棟では基本的に、すべての診療行為がその医療機関内で完結しています。ところが在宅医療は、訪問看護や介護の事業所ももつ医療機関以外は、同じ組織内で完結することは多くありません。

私のクリニックで在宅医療を行う際には、病院などからの訪問依頼があったうえで、家庭での介護サービスを調整してくれるケアマネージャーや、訪問看護師、薬剤師、訪問介護、訪問入浴、福祉用具関係の事業者、さらにはデイサービスのスタッフや、ショートステイで入所する先の看護介護スタッフなどと連携します。その際に大切なのが、前述した関係者全員に対するリスペクトの気持ちをベースにした、患者・利用者の前でのフラットな関係性です。

病院であれば、医師を頂点とする体制が出来上がっていますが在宅医療においてはそうではありません。在宅ケアの質を全体的に高めるうえで、医療が占めている割合はそれほど高くないのです。看護はもとより介護、ケアマネジーャー、ほかにも在宅ケアには多くのスタッフが関わっています。それら多職種のスタッフがスムーズに連携できて初めて、患者にとってベストなケアを実現できるのです。

何より在宅医療が行われる場は、患者の暮らしの場です。患者にとって病院では医療がすべてといえますが、家庭における医療は患者を支える一つの側面でしかありません。こうした病院との構造の違いに、疾患や臓器中心のパラダイムではなかなか気づくのが難しいのです。

医師が主役ではなく、患者を支える一つの役回りとして医師も存在しているという表現が正しいと思います。

病院で患者と向き合うときのように、疾患だけを切り出して診るのではなく、患者の現在の生活全般から人生の歩みまでを理解したうえで現状と向き合うことがポイントとなります。在宅医療に関わるチームの一員として患者と向き合うからこそ、地域医療の担い手として認められるのです。

人的資産に投資する

第1章で財務諸表について、とりわけ損益決算書で収益を確認するということ以上に、貸借対照表で資産を確認することが大切と述べました。不勉強な経営者のなかには、損益決算書だけを見て、利益が出ると税金がとられるからと、節税と称してあえて無駄な支出をして利益を減らすような愚策をとることがあります。税金をしっかりと払って、残った純利益が、貸借対照表にあらわれる純資産となり、資産をしっかり増やして安定した経営につなげていくということが、なかなか理解できていないのです。家庭医の視点で財務諸表を見ると、家庭医が目先の疾患の治療だけでなく健康の土台を意識しているのと同様に、目先の利益を示す損益決算書ではなく、経営の土台の財務分析ができる貸借対照表は、家庭医の視線ととても親和性が高いと思います。

しかし、経営者が資産を見るときは、貸借対照表の現預金や固定資産などの資産を見るだけでは不十分です。財務諸表には数値化できる資産しか書かれていませんが、組織がもつ資産は、従業員や患者との信頼関係、従業員のもつ知識や能力、コミュニケーション能力、チームワーク、など数値化できない資産が数多くあるからです。そうした数値化できない資産をどのように育て、数値化できる資産などの指標と連動させていくかという意識が経営者には必要です。

私が以前働いていた職場で、ある経営者は、いつも「人がいないところの電気は消す」などの節電をうるさく注意し続けていました。そのトップから指導されたスタッフは、トップがいなくなると、うんざりしたような顔をしたり愚痴をこぼしたりしていたのです。それを傍から見ていた私が思ったのは、下手だなあ、ということでした。支出において電気料金、まして蛍光灯の電気料金などはごく安い値段で、実際そうした節電をしたところで支出削減にはほとんど影響を与えません。一方で、そこで失った従業員のトップへの信頼や最終的な離職につながるリスクなどを、仮に数値化して天秤にかけるならば、明らかに大損していると感じました。支出が小さいなら無駄遣いしてもよいという意味ではなく、スタッフとの信頼関係は組織に富を生むための、数値化できない最も大きな資産であり、それを失ったことに気づいていないということです。その他、数値化できない組織の資産には、ブランド価値、特許、ライセンス、商標など無形資産などもありますが、とりわけ、人材集約型産業である医療機関にとっては、信頼関係を中心として、従業員がもつ知識やスキルなどの人的資産という資産の価値は大きいのです。

そのため医療機関における人的資産への投資はかなり有効ですが、その分有効な使い方をしないといけません。給与や賞与にそれを反映させるというのは分かりやすいやり方ですし、私もそれは意識して行っています。例えば当院では非常勤職員にも賞与を支給していますが、コロナ禍で業務がハードだったときには定期賞与とは別に、感謝を込めて臨時賞与も出しました。賞与や定期昇給の額は、社労士とも相談して決めるのですが、収益の増加に応じて社労士が難色を示すほど、賞与倍率や昇給率を高めています。それと併せて、福利厚生を職員のニーズに沿って行うのも効果的です。私のクリニックにはコーヒー好きのスタッフが多いので、コーヒーメーカーを設置しています。また、ある日スタッフとの面談で、仕事中に汚れた制服を自宅の洗濯機に入れたくないという話が出たため、クリーニングの外注を導入しました。その他、昼食はまとめて仕出し弁当を頼んでいますが、職員には1食100円の破格で提供して間接的に給与アップをしています。つい最近は、職員の家族が訪問マッサージをやっているため、そのつてで依頼することとなり、昼休みに1回300円の職員負担でクイックマッサージをやってもらうことにしたところ、とても好評でした。仕事のスキルアップについても、学会や勉強会の参加は、参加費・交通費を負担するだけでなく、基本的に参加は勤務扱いとしています。

一方で、ニーズに合わない福利厚生は逆効果です。クリニックには会員制リゾートホテルの売り込みなども来ますが、ほかの医療法人も手掛ける私の税理士に聞くと、従業員は興味本位で数回利用するものの、高級すぎて落ち着かず大半が利用しなくなるので、やめておいたほうがよいとアドバイスされました。実際に職員にも聞いてみたら、税理士と同じようなことを言っていました。福利厚生もニーズの把握が大切なのです。

最も有効な人的資本への投資は、職員が働きやすい職場づくりへの投資です。例えば当院の受付事務は、コロナ禍での感染の心配があり、いち早く感染対策として取付工事をしたパーテーションを導入しました。会計業務の最後に数十円合わないがために残業するということも続いていたので、自動精算機を導入して残業のもとを減らし、現金の扱いを減らすためにクレジットカードだけでなくタッチ決済、二次元バーコード決済も導入しています。またスタッフが増えてカウンターが手狭になったとの声も多かったので、カウンターを50㎝ですが前に出す大工事も行いました。そのように、極力仕事のストレスがない環境をつくることで、より職員の意識を患者サービスに集中して向けることができ、結果として患者満足度の向上や集患にもつながってくるのです。ですがそれも、あくまで現場のニーズに沿ったものでなければなりません。

［第4章］

コミュニティや行政との連携で社会に積極的に貢献する家庭医療専門医が地域になくてはならない存在に

待つだけの医療だけでなく、積極的にクリニックの外とも関わる

1カ月を通して行われた、1000人を対象とした健康問題に関する研究結果によると、1000人中750人が、病院にかかるほどではないレベルも含め何らかの病気やケガを訴えました。ですが、実際にクリニックを受診することを選択したのは1000人中250人程度でした。そのなかで入院が必要となるものが9人、ほかの病院を紹介された患者が5人、大病院を紹介されたのが1人でした。1961年に行われた古い研究結果(図5)ですが、2005年に日本で行われた同様の調査でも、同じような結果が出ています。

つまり健康問題の9割は、プライマリ・ケアの現場で完結するような、日常的な健康問題であり、とりわけ病院の専門医が診る疾患は全体の一部なのです。さらに家庭医は、無症状や未受診の患者も潜在的な対象ととらえますので、その対象の多さが理解できるかと思います。

家庭医のポートフォリオには、「地域志向のプライマリ・ケア」というものがあります。

図5　住人1000人/ひと月の健康問題

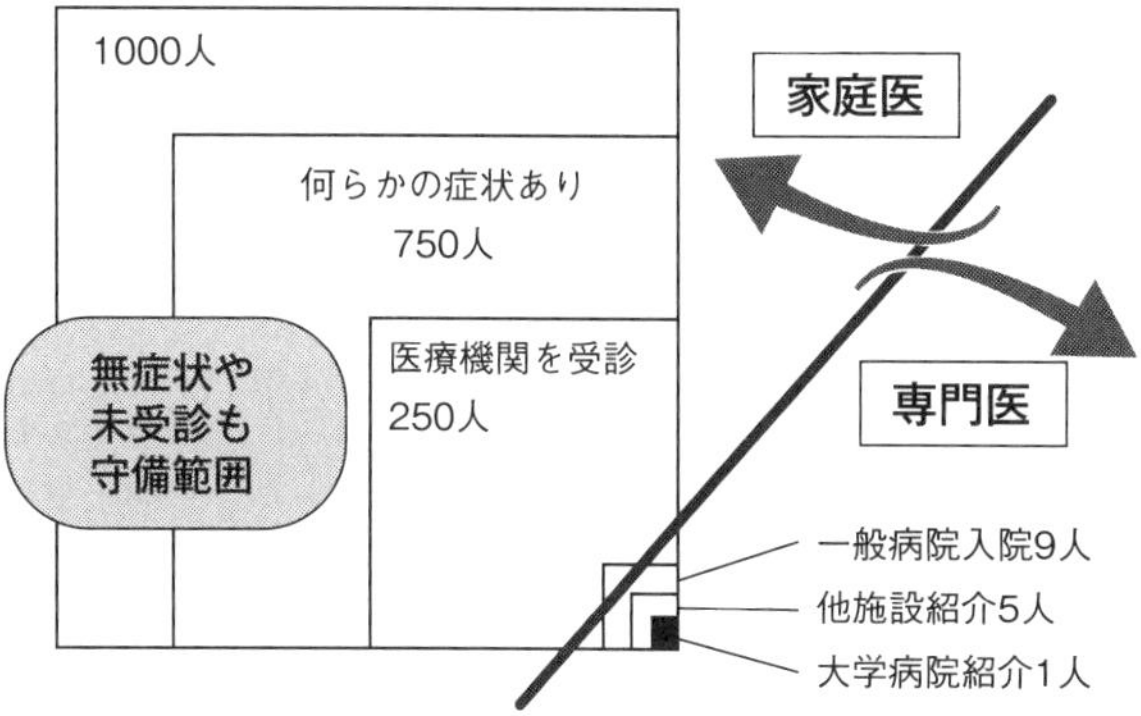

White K L et al.（1961）"The Ecology of Medical Care" The New England Journal of Medicine, 265, pp885-892. より著者作成

学習目標には「対象となるコミュニティの集団を定義し、その集団がもつ特性と保健上の問題点を明らかにしたうえで、その問題を改善するための活動やその評価が実地できる」とあります。診療所や病院という枠を超えて、地域全体の健康問題を考え、活動することも、家庭医の専門医として求められる能力なのです。

私が家庭医の研修を受けていたときのことです。脳梗塞の後遺症で同名半盲になり、片側が見えない状況ながら、以前と同様に運転して定期通院に来た患者がいました。本人と家族にも危険なので運転をやめるよう伝えたのですが、なかなかやめてくれず困った例がありました。

もう一例、別の方も脳梗塞になったのです

が、この方は後遺症はほぼない状態でした。しかし本人も家族も、あぶないからと運転をやめてしまい、苦労して公共交通機関を使い受診しに来ていました。こうした経験をもとに、院内のリハビリスタッフと相談して、地域の自動車学校にお願いし、ペーパードライバー用のコースを利用して、自動車学校の教官とともにリハビリスタッフも同乗し、自動車適性評価を行うコースをつくりました。もう15年以上前のことですが、現在もこのコースは後輩たちが発展させて続けてくれています。

また別の例ですが、地域のとある高校ではタバコを隠れて吸う生徒が多く、喫煙が見つかった生徒が学校から強制的に禁煙外来に送り込まれるということが続いていました。しかし強いられて受診する禁煙外来の通院が、続くわけがありません。ある後輩はこの問題に目をつけて、その高校の教員とも相談して、学校内で禁煙外来を行うコースをつくり、学校の喫煙率を下げることに成功しました。

私が開業したのちは、ここまで自ら企画して直接地域の健康問題に食い込んでいく余裕がなくなってはいるのですが、その一方で、地域のさまざまな団体から健康にまつわる講演をしてほしいという依頼が定期的にあり、可能な限り受けるようにしています。

医師会や在宅診療など地域と積極的に関わろう

また医師会を通して、さまざまな地域の役割を依頼されることがあります。過疎地はともかく郡市レベルの自治体では、基本的に医師会が地域の医療サービスの窓口となります。行政との関わりも、基本的に郡市医師会を通すこととなります。おそらく日本の9割ぐらいの地域が郡市医師会を通しています。

医師会には大きく分けて3つのレベルがあります。国全体に関与する日本医師会、都道府県医師会、そして地方の郡市医師会です。私自身は郡市医師会の理事を拝命しています。郡市医師会の役割には、家庭医やプライマリ・ケア医と重複する部分が多くあります。例えば、乳児健診、学校健診、夜間や休日対応の診療所運営など地域に求められる医療サービスは、行政がまず郡市医師会に委託します。そのため医師会を通じて、家庭医としても活躍する場を多く得られるのです。

学校医などはその一つで、私は近くの中学校の学校医を開業前からもう10年以上行っています。学校医の仕事としては、定期的な健診や、学校内で感染症流行があったときに相談を受けることなどが、最低限の義務です。しかし、せっかく学校医として地域と関わるチャンスがあるのに、義務だけではもったいないと考え、養護教諭の先生にお願いし、以前も行ったことがある性教育の講演を、中学3年生を対象に毎年行うことになりました。内容は、コンドームの装着の仕方など、直接的な表現も包み隠さずにストレートに伝えています。事後アンケートでは、多くの生徒に大切な話だったと真摯に受け止めてもらえました。こうしたセンシティブな役回りは、親や学校の先生では難しく、学校医という立場だからこそ担えるものであると感じます。

その他、医師会経由でお願いされる当地の仕事としては、乳児や小児の集団健診、肺がん検診判定委員、介護保険の認定審査会、産業医、特別養護老人ホームの配置医師など、さまざまなものがあります。もちろんクリニック業務に支障が出るほど受けることはできませんが、家庭医としてはもともとこうした役割にやりがいを感じることが多く、ほかの先生には「雑務」ととらえられがちなこうした業務を、喜んで受ける先生も多いと思います。

予防面の重視

家庭医療学の父といわれるイアン・マクウィニーは家庭医療学の9つの原理の1つとして「家庭医は、患者と接触するすべての機会を疾患の予防や健康増進の機会と考える」と記しています（『マクウィニー家庭医療学』ぱーそん書房、2013年）。

例えば、普段はあまり受診しない人が、急性疾患で受診した際に、既往歴を確認したとします。そこで「特にありません」と答えたとしても、「健康診断を受けていますか？」「何か異常を指摘されていますか？」と聞くと、実は血圧が高いことを数年前から指摘されていたが、そのまま放っておいた、ということなどもあるのです。そこで「どうして受診できなかったのですか？」と尋ねれば、「実は、忙しくて病院には行けていなくて……」とか「特に自分で悪いところは感じていなかったので」などの答えを引き出せたりして、そこから継続診療につながる場合もあります。

子どもが患者なら、定期的な予防接種をきちんと受けているかどうかを確かめたり、母子手帳を持っている場合はそれを確認したりするのも家庭医としての大切な仕事です。

患者一人ひとりとの出会いの際に、その人自身が気づいていない将来の健康に影響する問題を、早め早めに拾っていくのです。そうした積み重ねが、自分のクリニックがある地域全体の住民の健康状態を高めて、さらには未来の健康状態の向上にまでつながっていきます。

厚生労働省の公開している「生活習慣病のイメージ」の資料の冒頭に、生活習慣病のイメージを川になぞらえて、川の上流から、健康な生活→不健康な生活→メタボリックシンドロームと進み、川の下流では生活習慣病が発症して、重篤な合併症を生じて生活機能の低下や要介護状態になるという概念を示した図があります。

専門医の役割は、この川の下流で、流れが激しく滝つぼに落ちそうになっているところを、何とか引き上げるという努力をすることです。一方で家庭医やプライマリ・ケア医の役割というのはまだ流れがゆるやかな川の上流の時点で、川の中流に進ませないことが大切で、それがまさに予防にあたるのです。

予防に積極的に介入することとは、患者本人も気づいていない将来のニーズを先取りして介入するということですが、同時に地域住民や社会全体の健康度を高め、全体の医療費の抑制にもつながる大切な役割なのです。

患者の病気以外の側面にも注目しよう

疾患の抽象化による従来の医療の方法に対して、単純な因果関係でとらえない複雑系をベースとしたBPSモデルや、病の体験や患者背景を確認したナラティブなアプローチを行う、患者中心の医療などを紹介しました。もうひとつ従来の医療の健康観とは異なる、健康生成論（salutogenesis）という新たな健康観を示す理論があります。

健康生成論は、イスラエルの医療社会学者であるアントノフスキーが提唱したのですが、彼はホロコーストから帰還した女性のうち3割は極めて劣悪な環境のなかでも健康を維持していることに着目して、健康になるための「健康因」があるのではないかと考えました。従来の医療の方法論は、病因生成論（pathogenesis）であり、病気の原因（病因）を取り除くことで、マイナスという不健康な状態からゼロに戻すという健康観です。一方で、健康生成論では、健康状態は「健康（health ease）」と「健康破綻（dis-ease）」を両極とした連続体の上のどこかに位置していると考えます。健康破綻の方向のベクトルをもつリスクファクター（ストレッサー）は常にあり、健康方向に向かうベクトルである「健康因」を強化することで、より健康状態に近づくという健康観です。健康生成論は、治らない障害や死が差し迫る病気があったとしても、健康因を強化できれば健康に近づけるという立場ですから、除いたり避けたりすることができない障害や死が差し迫る患者であったとしても、最後まで健康でいられるのです。

46歳で肺がんの診断を受けたある男性患者は、体中に多発転移があり、放射線・化学療法も行っていましたが、本人の希望により治療を中止しました。消化管転移で腸閉塞もきたしたため禁食となり、ポートから高カロリー輸液を行っていました。独居で生活保護も受けており、退院も困難と病院から反対されていましたが、本人の強い希望で無理に家に帰ってくることとなり、在宅チームが関わることとなりました。帰ったあと、訪問看護士や訪問栄養士の関わりで徐々に経口摂取量を増やし、最終的にご本人の誕生日ケーキを食べられるようにもなりました。抗がん剤の休止を決意する前、台風の日に子猫を拾ってきてノアと名付けました。

まだ子猫でヤンチャなノアは、私が診察するときも、いつも本人の周りを元気に飛び跳ねていました。それからある日、スタッフが訪問すると息を引き取った本人を見つけました。最期はノアが唯一の家族として彼を看取ってくれました。彼は幼少時に親と別れて施設で育ち、4回の離婚歴がありました。長距離のトラック運転手で、車が趣味の走り屋で、ロックとアニメが大好きで、多発転移があり痛みと闘いながらも遠方までライブを見に行ったこともありました。独居でしたが、家では多くのスタッフが毎日のように彼を支えてくれました。苦痛も強く、私も十分といえる鎮痛をしてあげることはできなかったのですが、本人からは「人生で今がいちばん幸せだ」という声を聞くことができました。

コロナ禍への対応

今回のコロナ禍では、特に地域の家庭医が活躍したのではないかと思います。家庭医の仲間で発熱外来を受け付けなかった医師は、私の知る限り一人もいません。というよりも、むしろコロナ禍のような社会問題が起きて強い医療のニーズが地域に生じたときに、どう対応すべきかと考えるのが家庭医なのです。

私のクリニックでも、もともと感染症対応の部屋はあったのですが、完全にほかの患者さんと動線が分かれておらず、スタッフの部屋と診察室が近かったこともあったため、外から直接入れる診察室をひとつ造設しました。当院は駐車場が広いので車待機としてもらい、フードコートなどでよく使うベルを用いて診察室に呼び入れる流れとしています。流行期を通して、1室だけでは到底足りず、2つ目の感染室としてプレハブも設置していま す。当初は、発熱患者を診てくれる医療機関が周囲には少なく、かかりつけ患者でも、熱があれば自院で診察しないというクリニックも多かったため〝コロナ難民〟も多く受け入れていました。多くの家庭医の仲間の声を聞くと、それぞれの現場で、いろいろなかたちで何とか一人でも多くの発熱患者を診るための工夫と努力をしていました。またプライマリ・ケア連合学会も、まずプライマリ・ケアの現場対応に関する新型コロナウイルス感染の対応マニュアルがただちにつくられました。さらにプライマリ・ケアセッティングでのオンライン診療のガイドもつくられていて、このガイドの作成のため、私も少し執筆に加わりました。家庭医の大半が、一連のコロナ対応に非常に積極的に取り組んでいたと思います。その結果として、地域住民や地域の他職種のスタッフからの信頼を強く得たと実感しています。

おわりに

多くの医師が臓器別の専門医として経験を積んだあとに独立を視野に入れたとき、そのまま専門医の延長線上で開業を考えてしまうものです。そんな日本でのクリニック開業の現状を、本書が少しでも変えるきっかけになれば幸いです。

家庭医が今なぜ必要とされるのか、文字どおりの超高齢化が進んでいくこれからの日本で、なぜ家庭医が欠かせない存在となるのかについて、積極的に議論する必要があると私は考えます。

家庭医が果たすべき役割を理解してもらえば、確かにこれからの超高齢社会でも必要不可欠な存在であると納得してもらえたはずです。地域医療を支える担い手としてコロナ禍でも私たちはできる限り対応に尽力しました。発熱患者の受け入れを拒否する内科も多く見られたなか、こうした緊急事態のときこそ家庭医が頑張るのだとの覚悟で患者を受け入れてきました。

地域に根づき、そこで暮らす人々から頼ってもらう、そのためにはどう考えて何をすればよいのかを常に考えることは家庭医にとって永遠のテーマといえます。

私たち家庭医はさまざまな患者の診察にあたります。その際、個々の患者を前にしてこの人はどの診療科が適しているのかなどはあまり考えません。患者はあくまでもなんらかの不調を訴えて困っていて、とにかく症状を治して欲しいと切望して通院してきてくれているのですから、目の前の患者に対して、もてる知識と思考を総動員して少しでも改善する方向へと向かってもらえるように対応していくことが第一に求められているからです。

そうした思いをもって私がクリニックを開業して8年が経ちました。幸いにして今のところ経営は順調で、約20人のスタッフにも恵まれ、みんな離職することなく頑張ってくれていることは本当にありがたく思っています。

本書では、なぜ家庭医として私がここまでやってこられたのか、私がたどってきた道を振り返ってみながら、自分なりに家庭医についてどういう存在であるべきだと考えているのかをあらためて整理して考察しました。家庭医についてビジネスの視点で自らが語ることについて正直迷いはありました。単純に、家庭医は稼げるなどというように思われるのは本意でないからです。

私自身、開業の前には多くの開業本なども読んで市場調査や立地、設備、マーケティングなどについて分析することは確かに必要ではあるけれど十分条件ではないと思っていました。そんななか、家庭医として開業した友人や知人が次々と成功していることは大きな刺激となり、患者が多くて悩んでいるといった声を聞くにつれ、もしかして家庭医として開業にあたってアプローチしていくことができれば成功への十分条件になるのではないかと思い至り、家庭医をテーマとすることにしたのです。

家庭医の可能性に加えて、どのようにクリニックを実際に運営していけばよいのかなどについてや、これまで自分なりに培ってきた知見も包み隠さずまとめています。

これから少子高齢化がさらに進行するなかでは外来患者数は必然的に減ってくると予想されますので、経営的にもプライマリ・ケア機能を重視しながら生き残り戦略を練っていかねばなりません。さらに、現在はまだ規制などもあってオンライン診療の機会は限られていますが、今後はVRやARデバイスなどの技術を駆使して患者の息づかいまで再現できるような臨場感が得られるようになってくると予想できます。そうした最先端技術を駆使できて、しかも患者に親身で寄り添って熱心に診ることができる医師のところに患者は集中していくようになるだろうと私は思っています。

将来的にはＡＩ（人工知能）が電子カルテに組み入れられたりすれば、例えば生物医学的な病名の診断や検査の選択などはＡＩに取って代わられていく可能性は早晩出てくるだろうと思います。それでも私には、本書で書いたような家庭医が得意とする分野は、最後の最後までＡＩに奪われることは決してないだろうという確信があります。

家庭医として、私がこれまで取り組んできたことのすべて、つまりこれまでに受けてきた教え、クリニック開業前の経験、開業から現在に至るまでの過程、私の経験から得られた知見が、あとに続く医師の皆さんに少しでも役に立つことを切に願っています。

本書がこれから家庭医を志す人にとってはもちろん、開業を考えている、またはすでに開業しているけれど悩みに直面しているような、一人でも多くの医師の参考になれば私にとってこれほどうれしいことはありません。

本書の作成にあたり、幻冬舎メディアコンサルティングの皆さまにはたいへんお世話になりました。

そしていつも私をサポートしてくれている我がクリニックの医師や看護師、スタッフ、妻と子どもたちに心からの感謝を込めながら、筆を措《お》きます。

小宮山 学（こみやま まなぶ）
1999年東京医科大学卒業。舞鶴市民病院、東京医科大学霞ケ浦病院 呼吸器内科勤務後、亀田総合病院（亀田ファミリークリニック館山）で研修を受け、家庭医療専門医を取得。神奈川県の湘南地域近辺にある亀田森の里病院、湘南真田クリニックを経て同地域に2015年9月ありがとうみんなファミリークリニック平塚を開院。外来診療のほか訪問診療にも力を入れている。

本書についての
ご意見・ご感想はコチラ

医師の独立・開業を成功に導く
家庭医療専門医のススメ

二〇二三年八月三〇日 第一刷発行

著 者 小宮山 学
発行人 久保田貴幸
発行元 株式会社 幻冬舎メディアコンサルティング
〒一五一-〇〇五一 東京都渋谷区千駄ヶ谷四-九-七
電話 〇三-五四一一-六四四〇（編集）
発売元 株式会社 幻冬舎
〒一五一-〇〇五一 東京都渋谷区千駄ヶ谷四-九-七
電話 〇三-五四一一-六二二二（営業）
印刷・製本 中央精版印刷株式会社
装 丁 村上次郎

検印廃止

Printed in Japan ISBN 978-4-344-94712-2 C0034
幻冬舎メディアコンサルティングHP https://www.gentosha-mc.com/